赵绍琴亲传医学全集

赵绍琴浅谈温病

赵绍琴◎著

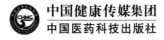

中国健康传媒集团

中国医药科技出版社

内 容 提 要

本书是赵绍琴临床治疗温病的心得经验。全书共分五章，前半部概述温病的起因、病机、卫气营血和三焦辨证、温病的诊断和治疗大法等，后半部为四时温病的治疗及温病治验提要。本书简明扼要，重点突出，读后便能应用，用之便有效验。适合各级中医从业者，中医研究者及爱好者参阅。

图书在版编目（CIP）数据

赵绍琴浅谈温病 / 赵绍琴著 . — 北京：中国医药科技出版社，2018.12（2024.11重印）
（赵绍琴亲传医学全集）
ISBN 978-7-5214-0525-5

Ⅰ . ①赵⋯　Ⅱ . ①赵⋯　Ⅲ . ①温病学说—研究　Ⅳ . ① R254.2

中国版本图书馆 CIP 数据核字（2018）第 239513 号

美术编辑　　陈君杞
版式设计　　也　在

出版　**中国健康传媒集团**｜中国医药科技出版社
地址　北京市海淀区文慧园北路甲 22 号
邮编　100082
电话　发行：010 - 62227427　邮购：010 - 62236938
网址　www.cmstp.com
规格　710 × 1000mm $\frac{1}{16}$
印张　7 $\frac{1}{2}$
字数　110 千字
版次　2018 年 12 月第 1 版
印次　2024 年 11 月第 4 次印刷
印刷　河北环京美印刷有限公司
经销　全国各地新华书店
书号　ISBN 978-7-5214-0525-5
定价　32.00 元

获取新书信息、投稿、为图书纠错，请扫码联系我们。

编写说明

余侨居海外三十载，仍遵先父所嘱，承祖训，推中医，惠天下百姓。怨余偏居一隅，未能逐一复习先父遗作，更无暇审视，以致先父遗作出版近二十年来，各种版本混杂不明，读者竟无所依。余愧对先父和读者多矣。

感谢中国医药科技出版社中医药编辑中心，首次对先父遗作进行了系统、准确和全面的重新校正和编辑，名为《赵绍琴亲传医学全集》，我颇感欣慰。本丛书共6册，包括《赵文魁御医脉案》《赵绍琴浅谈温病》《赵绍琴温病论》《赵绍琴临证400法》《赵绍琴内科学》《赵绍琴临床经验辑要》。现作一简要说明。

《赵文魁御医脉案》一书由《文魁脉学》和《赵文魁医案选》汇编而成，分为"文魁脉学""御医脉案"及"附"三部分。《文魁脉学》和《赵文魁医案选》两书中原有的两个爱新觉罗·溥杰所作的序和先父的自序皆保留，不作修改。另外，在保持内容完整性的基础上，对两书的内容做了以下改动：①将《文魁脉学》原书之"文魁脉学概述""文魁脉学脉诊八纲"列入"文魁脉学"部分；②将《文魁脉学》之"文魁脉案选要"和《赵文魁医案选》之所有医案合并列入"御医脉案"部分；③"御医脉案"部分根据所记载脉案的特点，对相关脉案进行了重新排列组合，分列为"宫廷外部脉案"及"宫廷内部脉案"，删去了原来两书中重复的医案；④将《赵文魁医案选》之"先父赵文魁学术思想简介""附：清代太医院考"列入《赵文魁御医脉案》之"附"。

《赵绍琴浅谈温病》是由《温病浅谈》删掉"温病治验提要"而成书。另外，《赵绍琴浅谈温病》先父写的前言、《赵绍琴临证400法》及《赵绍琴临床经验辑要》先父的自序、《赵绍琴内科学》吕炳奎先生的序和先父的自序皆保留不作修改。

《赵绍琴温病论》由《温病浅谈》中的"温病治验提要"和《赵绍琴温病讲座》汇编而成，分为"温病治验提要"和"温病讲座"两部分。"温病讲座"从第三讲开始，附有二维码，可以扫描观看先父讲授温病的视频。这些视频是由北京中医药大学电教中心于1986年春录制的。遗憾的是，录像是从第三讲开始录制，缺少第一、二讲的视频。庆幸的是，录制了从第三讲到第十一讲共计九讲的授课现场视频，约近20小时，难能可贵。在此，向北京中医药大学表示衷心的感谢。

先父作古后，所出先父遗作，均未经家人审定，谬误遗漏难免。众所周知，先高祖父赵永宽乃晚清太医院御医，先祖父赵文魁为清末太医院使（院长）。故谢天恩，先父幼承家训，继从祖父三位门人：即20世纪30年代的北京四大名医之一汪逢春、太医院御医（恩粮）韩一斋和太医院御医（八品吏目）瞿文楼三位师兄名家临床研习，乃成一代中医巨匠！一生诊治救人至善，授业后学诚心。

有私下揣测者疑：既从学汪、韩、瞿三老，先父必是三老学生，此惑谬矣。盖此误源于不详国医、国术、国画、戏剧、曲艺等中国传统技艺的传授方式并非仅师授徒一种，尚有"代师收徒""弟从兄学"等其他授业形式。

先父遵祖父命，分从同门同师的汪、韩、瞿三位师兄临床研习，正是"弟从兄学"授业矣。在先父遗作中，除仓促成书而致个别字误外，先父从未称三老为师而代以先生，示心中恭敬感激。先父且尚存汪逢春先生的两份称"绍琴师弟"手书原迹及其余老的手迹和证词，足证在祖父面前，汪、韩、瞿三老与先父为同师同辈师兄弟也。

有异议者谓"绍琴师弟"称呼，有出于谦恭礼貌而称兄道弟的可能。此谓大谬！谦恭礼貌称弟为兄者，仅限同辈平辈，绝不可越辈分而为！倘称叔侄为兄弟者，属僭越辈分的无知无礼，忤逆无道！终究"君君、臣臣、父父、子子、夫夫、妇妇"之序不可乱纲常伦理也。

汪、韩、瞿三老乃深通纲常伦理之礼仪雅士，不会误称侄为弟，违史实而贻笑众人。

余借此次出版机会，代表赵绍琴家族全体，在此申明先父的师承源流。

赵民华

2018年写于意大利

前　言

　　1983年《中国农村医学》编辑部约我为广大农村、工矿以及部队的基层医务人员介绍一些中医温病临床诊治疾病方面的知识，以便帮助他们更好地掌握中医药这个武器，为人民健康服务，支援祖国的四化建设。这是一件很有意义的事，我欣然接受下来，利用教学、临床工作之余，为《中国农村医学》杂志撰写了题为《温病浅谈》的连载文章，主要介绍了我在临床上运用温病学的理法方药治疗急性外感热病的经验，这便是这本小书的雏形。

　　《温病浅谈》在《中国农村医学》上连载之后，颇受广大基层医务工作者欢迎，我收到了很多读者来信，其中不少读者希望能加以整理，汇编成册，以供系统参阅之用，编辑部也有这个意见。于是我就在原有的基础之上，进一步充实内容，修饰文字，集成一编，就成了现在这本书。全书共分六章，前半部概述温病的起因、病机、卫气营血和三焦辨证、温病的诊断和治疗大法等，后半部为四时温病的治疗及温病治验提要，这全是笔者五十年来从事临床工作治疗温病的心得经验，务求简明扼要，重点突出。使人读后便能应用，用之便有效验，这便是我编写本书的目的和准绳。

　　温病学是研究急性外感热病的，包括了许多传染病和感染性疾病在内。过去中医温病学在临床上发挥了很大的作用，现在应该更加发扬光大。时代在不断前进着，中医温病学也需要不断发展。我对中医温病学的研究，无论从理论上还是临床上还都深感欠缺，因此，书中不当之处一定不少，敬希读者随时指出，为中医温病学的发展共同努力，这是我的最大心愿。

赵绍琴

1985 年 7 月于北京

第一章　温病概述

一、什么是温病和温病学

　　温病是感受温邪所引起的多种急性外感热病的总称。其常见病种有风温、春温、暑温、湿温、伏暑、秋燥、冬温、温毒、温疫等。这些病种虽然感邪有风热、暑热、湿热、燥热等不同，临床表现亦各有特点，但就其共性而言，感邪性质总属温邪，临床见证均有发热，故可统称温病。

　　温病的发生具有较明显的季节性和地域性。如风温、春温发于春季，暑温发于夏季，湿温发于长夏，秋燥发于秋季，冬温发于冬季。江南气候炎热，雨湿较盛，多病湿温；西北气候干燥，多患燥热。且大多数温病具有不同程度的传染性。其传染性强，可造成大流行的温病则称为温疫。

　　温病按其病变性质分类可分为温热病和湿热病两大类。属于温热性质的主要有风温、春温、暑温、秋燥、冬温，其特点是起病较急，传变较快，初起即热象偏重，易化燥伤阴。属于湿热性的主要有湿温和伏暑，其特点是起病较缓，传变较慢，初起以湿象为主，病变以脾胃为中心，病势缠绵，易遏伤阳气，病程较长。掌握两类不同性质的温病特点，对于指导临床辨证和确立治疗大法有着重要意义。

　　另外，临床上还往往根据发病形式的不同，将温病分为新感温病和伏气温病两类。新感温病即感邪之后，当即发作的温病。如风温、暑温、湿温、秋燥、冬温等，其临床特点，除暑温初起可见里热证外，一般均表现为肺卫之证。即发热，微恶风寒，舌边尖红，脉浮数等。而伏气温病则不同，其感邪之后，并不立即发病，邪气潜伏体内，逾时乃发，如冬感寒邪，至春发为春温；夏感暑湿，至秋冬发为伏暑。其特点是初起虽可兼见肺卫之证，但总以里证为主，或纯属里证，不兼肺卫之证。这两类不同形式的温病，其病理传变、预后情况、病情轻重、初起的治疗均不相同，故有鉴别的必要。

　　温病学就是专门研究温病的发生发展规律及其诊断治疗方法的一门临床

学科。其任务主要在于阐明温病的病因病机、传变规律和病变性质，探讨诊断辨证方法，寻找有效的防治措施，以便更好地指导临床，提高温病治疗的效果。

中医温病学是我国人民长期与外感热病作斗争的经验总结，是广大医家智慧的结晶，有着系统而完整的理论体系，自形成以来，一直有效地指导着温病临床实践，对保障中华民族的繁衍昌盛作出了巨大的贡献。尤其是解放以来，温病学在治疗急性热病方面起着越来越重要的作用。

如何才能学好温病学呢？首先必须坚持辩证唯物主义和历史唯物主义的观点，正确地认识和对待温病学说，既要认识其临床实用价值，又要看到其存在的不足之处，这样才能有利于温病学说的继承和发扬。其次，要贯彻理论和实践相结合的原则。温病学是一门理论和实践紧密结合的临床学科，其理论来源于临床，又直接指导临床实践，故学习温病学不能脱离临床实践。另外，学习温病学还要注意与其他有关学科的知识相联系，特别是要与伤寒学说相联系。因为温病学说是在伤寒学说的基础上发展起来的，故掌握伤寒学说，会有利于温病的学习。

二、温病学说的产生和发展

温病学说的形成和发展经历了相当漫长的时期，大致可分为萌芽、成长、形成和发扬四个阶段。现将其各个阶段的代表医家、主要医著及温病学说发展的特点简述如下。

1. 温病学的萌芽

这个阶段大致从《黄帝内经》的成书年代战国时期至晋唐时期。主要医著有《内经》《难经》、张仲景的《伤寒论》、巢元方的《诸病源候论》、孙思邈的《千金要方》、王焘的《外台秘要》等。这些医著虽非温病学专著，但对温病的因、证、脉、治等已有一定的论述。

如《内经》首先提出了温病之名。《素问·六元正纪大论》曰："……初之气，气乃大温，草木乃荣，民乃疠，温病乃作"，《素问·生气通天论》指出："冬伤于寒，春必病温"，已成为伏气致温的理论根据。《素问·阴阳应象大论》说："夫精者，身之本也，故藏于精者，春不病温"，提示了人体正气盛衰与温病的发生有密切的关系。此外，《内经》对温病的临床见证、分类、治法也有论述。如《灵枢·论疾诊尺》指出："尺肤热甚，脉盛躁者，病温也"，《素问·热论》曰：

"凡病伤寒而成温者，先夏至日为病温，后夏至日为病暑"，《素问·至真要大论》说："风淫于内，治以辛凉，佐以苦甘"，"热淫于内，治以咸寒，佐以甘苦"等，对温病学说的发展奠定了基础。

《难经》继承了《内经》的观点，并加以阐释，指出："伤寒有五：有中风、有伤寒、有湿温、有热病、有温病"，这样就产生了广义伤寒和狭义伤寒的概念，温病便成为广义伤寒的一种。

后汉医家张仲景著《伤寒论》，意在辨治外感之病，虽然主论伤寒，但温病也在论中述及。他明确指出："太阳病发热而渴，不恶寒者，为温病"，其所立清热、攻下诸法，及所创白虎汤、承气剂、黄芩汤、葛根芩连汤等方剂，亦为温病的治疗打下了基础。

隋代医家巢元方认为温病具有传染性，指出："伤寒之病，但有人自触寒毒之气而生病者，此则不染着他人"，而温病"皆因岁时失和，温凉失节，人感乖戾之气而生病，则病气转相染易，乃至灭门，延及外人。"

唐代医家王焘在《外台秘要》中提出了一些防治温病的方剂。如用太乙流金散、烧烟熏以辟温气，用黑膏方治疗温毒发斑等。唐代医家孙思邈在《千金要方》中组创葳蕤汤，以滋阴解表治温病，对后世治疗阴虚感温也有很大启发。

总之，这一阶段虽有不少温病的论述，但其隶属伤寒范畴，未能对其进行深入系统地研究。

2. 温病学的成长

大致从宋至金元时期，温病学说不断发展，开始从病因病机、治疗原则和基本概念上，划分了伤寒与温病的界限，故称其为成长阶段。这阶段的主要医著有宋代朱肱的《类证活人书》、金元时期刘河间的《素问玄机原病式》《素问病机气宜保命集》《伤寒直格》，元末王履的《医经溯洄集》等。

宋代医家朱肱已经认识到，治疗热病不能墨守经方，要因时、因地、因人而灵活运用经方。他说："桂枝汤自西北二方之人，四时用之无不应验。自江淮间，唯冬及春初可行，自春末及夏至以前，桂枝证可加黄芩半两。夏至后，桂枝证可加知母一两、石膏二两，或升麻半两。若病人素虚有寒者，正用古方，不再加减也。"这种观点无疑对于温病治疗学的发展有重大的影响。

金元四大家之一刘河间认为"六气皆从火化"，强调治疗热病应以清热为主，打破了《伤寒论》中提出的先表后里的原则，重视表里双解之法，并组创了双解散、天水散、防风通圣散、黄连解毒汤等治温方剂，使温病治疗学大大向前迈进了一步，故后世有"伤寒宗仲景，热病用河间"之说。

首次从概念上、病因病机和治疗原则上与伤寒划分界限的则是元末医家王履，他说："惟世以温病热病混称伤寒，故每执寒字，以求浮紧之脉，以用温热之药，若此者，因名乱实而戕人之生，名其可不正乎？"，又说："伤寒即发于天令寒冷之时，而寒邪在表，闭其腠理，故非辛甘温之剂，不足以散之……温病热病后发于天令暄热之时……无寒在表，故非辛凉或苦寒或酸苦之剂，不足以解之"。自此开始，温病便同狭义伤寒明确区分开来，对温病学的专门系统地研究和形成创造了条件。

3. 温病学的形成

温病学说形成独立完整的理论体系主要在明清时期。这个时期许多医家对温病进行了深入地研究，温病学方面的专著像雨后春笋般地陆续问世。其中影响较大、具有代表性的著作有明代吴又可的《温疫论》、清代叶天士的《温热论》、吴鞠通的《温病条辨》、王孟英的《温热经纬》和雷少逸的《时病论》等。

明代吴又可的《温疫论》是中医第一部论述温病的专书。他认为温疫即是温病，其感受邪气、传变途径、所犯部位、初起治法，均与伤寒不同。其主要贡献归纳如下。

第一，创戾气病因学说。他认为温疫的病因并不是感受风寒暑湿等六淫之邪，而是天地间别有一种异气所感。这种异气极其暴戾，无论男女老幼触之即发，故称戾气。

第二，提出温邪自口鼻而入。自古皆言外邪感人，从皮毛而入，而吴氏首先提出"伤寒之邪自毛窍而入，时疫之邪，自口鼻而入"的观点，为以后叶天士等医家提出"温邪上受，首先犯肺"的理论奠定了基础。

第三，认为湿热疫邪伏于募原。他认为湿热疫邪侵入人体，"内不在脏腑，外不在经络，舍于伏脊之内，去表不远，附近于胃，乃表里之分界，是为半表半里，即《内经·疟论》中所言横连膜原者也"。

第四，主张疏利为主，逐邪为要。吴氏认为时疫为外邪所致，治疗以逐邪为第一要义。初起即应疏利达邪，不可辛温发表，并创名方达原饮，而且运用下法逐邪十居七八。他的这些观点对后世医家影响较大，戴北山的《广瘟疫论》、杨栗山的《伤寒温疫条辨》均继承和发展了他的学说。

清代名医叶天士著《温热论》，对温病学的贡献最为突出。其主要贡献有以下几个方面。

赵绍琴 浅谈温病

第一，阐明了温病的发生发展规律。他提出"温邪上受，首先犯肺，逆传心包"的理论。

第二，创立卫、气、营、血辨证纲领。他指出："大凡看法，卫之后，方言气；营之后，方言血"，划分了温病发展过程中浅深不同的层次，使温病辨证脱离了六经辨证的指导。

第三，发展了温病的诊断方法。其对辨舌、验齿、辨斑疹、白㾦均作了详细的论述，大大充实了温病诊断学的内容。

第四，概括了温病不同阶段的治疗大法。他指出："在卫汗之可也；到气才可清气；入营犹可透热转气……入血就恐耗血动血，直须凉血散血"，这些原则至今一直有效地指导着温病临床辨证论治。

吴鞠通是继叶天士之后集温病学之大成者，其著《温病条辨》以三焦为纲，将卫气营血贯穿其中，主论九种常见温病，条分缕析，使温病学真正形成了理、法、方、药完整的理论体系。其主要贡献归纳为以下几点。

第一，创三焦辨证理论体系。他认为温病的发生和传变规律是自上而下，始上焦终下焦。上焦温病主要为心肺病变，中焦温病主要是脾胃病变，下焦温病主要是肝肾病变。特别是对下焦肝肾阴伤的病变论述较详，弥补了卫气营血辨证的不足。

第二，提出三焦用药原则。指出："治上焦如羽，非轻不举；治中焦如衡，非平不安；治下焦如权，非重不沉"。这一原则不仅对于指导温病的治疗用药有重要意义，而且对其他疾病的治疗用药均有指导作用。

第三，提出了清络、清营、育阴等温病治法，组创了银翘散、桑菊饮、清营汤、加减复脉汤、大定风珠、小定风珠等有效方剂，使温病治法更趋完备。

王孟英是清末较有影响的温病学家，其著《温热经纬》一书，广泛搜集了《内经》《伤寒论》及叶天士、薛生白、陈平伯、余师愚等医家有关温病的论述，并择善而注，自加按语。虽然其新观点不多，但确是一部比较全面的温病学文献汇编。

雷少逸的《时病论》则另有特色，全书将四时温病分为新感和伏气两大类进行辨治，并自拟诸法，附以验案，使理论与实践紧密结合，成为一部较实用的临床参考书。

其他如清代医家杨栗山、柳宝诒、戴天章、俞根初等，对温病学的发展都有所贡献。

总之，卫气营血和三焦辨证体系的产生，标志着温病学说已完善已成熟。

4. 温病学的发扬

新中国成立以后，由于党和政府十分重视祖国医学的继承和发扬，温病学说也得到了进一步的发展，主要表现在以下几个方面。

重视温病学的教学。各中医院校均把温病学作为一门主课开设，各地还专门举办温病学习班，培养从事温病专业研究的高级人才。

广泛运用温病学说治疗多种急性热病，加强临床研究，不断总结经验，使温病的治疗水平不断提高。

重视温病学文献的整理出版工作。先后再版了《温病条辨》《温热经纬》《时病论》等温病专著，并有不少的温病新书问世。

开展了温病学理论研究工作，并对药物剂型进行了一些尝试性的改革，取得了一定的成果。如开展对卫气营血病变实质的研究：卫、气的病变主要是脏腑功能的损害，营、血的病变则主要是脏腑器质性的损害等。

三、如何正确对待伤寒、温病两大学说

在温病学说发展的过程中，特别是清代，出现了一场激烈的温病和伤寒的学派之争，其争论的焦点主要是：①伤寒能否概括温病；②六经辨证是否适用于温病；③《伤寒论》的治法方药是否能满足温病治疗的需要。

伤寒学派认为伤寒可以概括温病，早在《内经》中就有"今夫热病者，皆伤寒之类也"之明训，故不可另立门户。同时认为六经辨证完全适用于温病辨证，而且《伤寒论》的治法方药也可以包治温病。

温病学派则认为温病和伤寒是外感病中截然不同的两大类别，其发生发展规律不同，辨治方法各异，故应另立门户。六经辨证虽然可辨病变的阴阳表里、寒热虚实，但对于温病在气、在营、在血的不同阶段辨之不清，故不适用于温病辨证。且《伤寒论》匮乏治温方法和用药，远远不能满足温病治疗的需要，故经过不少温病学家的努力，寻找了更为有效的治法与方药，如辛凉疏卫、清营透热、透热转气等法，方如银翘散、清营汤等。

我们认为，温病和伤寒两种学说都是广大医家长期医疗实践的经验总结，在防治外感热病方面，两者相辅相成，共同发挥了巨大的作用。而且伤寒学说是温病学说产生和发展的基础，没有伤寒学说的基础，就很难想象今天的温病学说。但是，伤寒学说毕竟是在一千多年以前产生的，由于条件所限，它不可能尽善尽美，必须不断发展与提高。温病学说正是适应科学发展的需要，在对

外感热病的认识上和防治方法上大大向前迈进了一步，弥补了伤寒学说的许多不足之处。然而，我们也必须看到，温病学说也不是发展到了顶点，它仍有许多不足之处，有待进一步加强研究，整理提高。只有这样，才能消除门户之见，互相取长补短，共同提高。

第二章　温病辨证

主要介绍温病的辨证纲领，即卫气营血和三焦辨证。

一、卫气营血辨证

卫气营血辨证是清代医家叶天士创立的一种温病辨证方法，用以划分温病发展的不同阶段，归纳不同阶段的证候类型，说明温病的传变规律，标明病位的浅深和邪正斗争的盛衰，确立不同阶段的治疗大法，从而有效地指导温病临床的辨证论治。

（一）卫气营血辨证产生的理论依据

卫气营血辨证产生的理论依据主要是《内经》的有关论述。《灵枢·本脏》说："卫气者，所以温分肉，充皮肤，肥腠理，司开合者也"，又说："卫者，卫外而为固也"。指出了卫气敷布于体表，有温养肌肤，启闭汗孔，抵御外邪的作用。气是脏腑功能活动的动力，同时也是一种细微的物质。正如《灵枢·决气》所说："上焦开发，宣五谷味，熏肤，充身，泽毛，若雾露之溉，是谓气。"当然，气的范围很大，卫是行于表之气，是气的一部分。营与气不同，它是水谷化生之精微物质，主要起滋养机体的作用。如《素问·痹论》所言："营者，水谷之精气也，和调于五脏，洒陈于六腑，乃能入于脉也。"同时，营入于脉，变化而赤则为血。如《灵枢·邪客》云："营气者，泌其津液，注之于脉，化以为血，以荣四末，内注五脏六腑。"可见营血相比，营为血的前身，血乃营气化成。若气与血相比，则气属阳而主外，血属阴而主内。正是卫气营血在生理上的浅深内外不同部位，成为叶天士引申为温病辨证的理论根据。

（二）卫气营血的证候特点

1. 卫分证

卫分证是邪气初起，致使肺失宣降，卫失开合，出现一系列卫外功能失常的表现。其特点主要是：发热、恶寒同时并见，伴无汗或少汗，口微渴，舌边尖红，脉数等。由于风热之邪从口鼻吸受而入，故发热重而恶寒轻，与风寒束表恶寒重而发热轻不同。由于卫失开合，毛窍启闭失常，故无汗或少汗。热伤津液则口渴，伤津较轻故口微渴。舌边尖红，脉浮数均为邪热在卫之象。

此外，由于感邪不同，或体质差异等因素，卫分病变又有多种证型，如风热袭卫、燥热袭卫、阴虚感温、暑为寒遏等，这些具体证候将在以后论述。

2. 气分证

气分证多由卫分传变而来，但也可由温热邪气直入而致，病变主要表现为各脏腑功能的亢奋，邪气盛而正气不衰，正邪斗争最为剧烈。症见发热而不恶寒，汗多，口渴，舌红，苔黄燥，甚则焦黑起刺，脉数有力。

气分病变部位广泛，可涉及肺、胸膈、胆、胃、大肠、膀胱等，故气分的证型更为复杂，临床须根据各个脏腑的病变特点进行定位诊断。如在气分共同见证的基础上，兼见咳嗽而喘，咯痰黄稠，可以定为邪热壅肺；兼见腹满胀痛，大便燥结者，可诊为热结大肠。余皆仿此，故不赘叙。

3. 营分证

营为血之前身，故营分证是血分证的轻浅阶段，主要表现为营热阴伤的证候。且营气通于心，心包为心之外围，代心以受邪，故邪热入营，往往闭阻心包，出现神志异常。营分病变主要是两大类型，即营热阴伤和热闭心包。

营热阴伤，症见身热夜甚，心烦不寐，甚则时有谵语，口干而不甚渴饮，或斑疹隐隐，舌质红绛，脉见沉细数。

热闭心包者则症见身热灼手，时时昏谵，或昏聩不语，舌謇肢厥，舌绛，苔可见黄燥，脉多细滑而数。

营热阴伤多由气热伤津逐渐发展而成，热闭心包则可由卫分直陷而致，故传变迅速，病势凶险，须高度重视。

4. 血分证

血分证是营分证的进一步发展，主要影响到心主血脉和肝主藏血的功能。热伤血络，迫血妄行，可见各个部位的出血之证，如吐血、衄血、便血、尿血、肌肤发斑等。肝血热盛，灼伤筋脉，则出现颈项强直，手足抽搐等动风之症。血分热盛，舌质紫绛，说明血中津伤较营分为重。

若邪热久羁，引起心、肝、肾阴精大亏，则可出现邪少虚多之证，表现为低热持久，手足心热甚于手足背，形体消瘦，口干咽燥，脉象细数，或脉结代，甚至出现虚风内动之象。故血分证有虚实之分，不可笼统而论。

（三）卫气营血病变部位的浅深和传变

掌握卫气营血病位的浅深对于了解邪正斗争的盛衰、病情的轻重、预后的吉凶和确定相应的治疗原则，都有着十分重要的意义。一般而言，卫分病变最为轻浅，邪气初袭，热势不甚，伤津较轻，故治疗较易。气分证较卫分深入一层，邪气由表入里，引起多数脏腑功能的损害。但此期正气未衰，抗邪有力，若治疗及时正确，仍易邪解病愈。若气分证未得到及时有效的治疗，邪热则可深入营分，损伤血中津液和心主神明的功能。此期邪盛而正气不足，故表现为实中夹虚之证，但与血分证相比，营分犹称轻浅，只要治疗得法，仍可透热转出气分而解。血分证是温病最深重阶段，血热妄行，耗血伤阴，引起心、肝、肾等脏器的实质损害和严重的功能障碍，若救治不力，往往危及生命。由此可见，卫气营血的病位浅深是依次排列的。卫分最浅，血分最深，但这并不绝对，也有特殊情况。如热闭心包，虽病属营分，但病情危重，并不比血分证轻浅，这是值得注意的。

关于温病的传变，病变较复杂，有按卫气营血顺序依次传变的，也有不按顺序而特殊传变的，现简要介绍如下。

1. 顺序传变

即邪气从卫分开始，依次逐渐加深，传入气分，深入营分、血分。这种传变形式反映了邪气由浅入深，病情由轻到重的过程。但大多数病变并不严格按这样的形式传变。

2. 特殊传变

除顺序传变外，特殊传变主要有：直入于里，即邪气不经卫分，可以直入气分或直入营血；隔阶段传变，即邪气不按卫气营血的次序逐渐传变，而是中间隔过一个阶段，如由卫入营，由气入血等；邪气同时侵袭两个或两个以上阶段的，称为合邪，如卫营合邪、气营合邪等。由此可见，温病的传变虽有一定规律，但又不是固定公式，只有根据患者的具体情况，才能作出正确的判断。

（四）卫气营血各阶段的治疗大法

叶天士指出："在卫，汗之可也；到气，才可清气；入营，犹可透热转气……入血，就恐耗血动血，直须凉血散血"，这段精辟的论述，阐述了卫气营血不同阶段的治疗大法。如邪在卫分，宜辛凉宣卫，使邪去汗出，病即自愈。这里的"汗之"不是辛温发汗，因温病阳邪，最易伤阴，发汗重伤阴液，必致坏证蜂起。邪到气分，则宜清气分邪热。这里的"清气"，是广义的清气，凡能祛气分邪热之法，统称清气，包括辛寒清气、苦寒泻火、咸苦攻下等具体治法。邪入营分，叶氏虽然只提透热转气，但清泄营热已在不言之中。热入血分，必耗血动血。耗血者，阴伤血凝，治法必滋阴以散血；动血者，出血而留瘀，治法必凉血止血，活血祛瘀，但往往耗血动血并存，故治宜凉血散血并用。

另外，叶氏妙用"可也""才可""犹可""直须"之词，提醒医者必须遵循先后缓急之法。如邪初袭卫，不可早清气热，否则寒凉太过，闭塞气机，使邪气不得外透，每致邪毒内陷。若邪已入血，即宜撤去气药，径直凉血散血，无须犹豫不决。

二、三焦辨证

三焦辨证是吴鞠通继叶氏卫气营血辨证方法之后而创立的又一种温病辨证纲领，其临床意义与卫气营血基本相同，但方法有所不同。其以三焦为纲，把卫气营血的分证方法贯穿其中，使温病的辨证更加完整，补充了卫气营血辨证的某些不足之处。

（一）三焦辨证产生的理论依据

三焦辨证的产生也是源于《内经》的有关论述。《灵枢·营卫生会》说："上焦出于胃上口，并咽以上，贯膈而布胸中……中焦亦并胃中，出上焦之后……下焦者，别回肠，注于膀胱而渗入焉"，把三焦看作人体上中下三个部位。又说："上焦如雾，中焦如沤，下焦如渎"，论述了三焦的不同功能。"上焦如雾"，主要是指心肺的输布气血作用；"中焦如沤"，主要指脾胃的受纳、消化和转输水谷精微等作用；"下焦如渎"，主要指肾与膀胱的排泄作用。另外，《灵枢·本输》还说："三焦者，中渎之腑也，水道出焉，属膀胱，是孤之腑也"，把三焦看作是人体最大的腑，水液运行的通道。基于《内经》的论述和临床的实践，吴氏认识到温病的一切病变都是三焦所属脏腑病理变化的反映，故创立三焦辨证作为温病的辨证纲领。

（二）三焦的证候特点

1. 上焦证候

上焦证主要包括手太阴肺和手厥阴心包经的病变。手太阴肺的病变又有在卫在气之分。在卫者即见发热，微恶风寒，头痛，咳嗽，口微渴，舌边尖红，苔薄白欠润，脉浮数等症，亦即叶氏所说的卫分证。在气者，即见身热汗出，不恶寒，口渴，喘咳气急，或咯吐黄稠黏痰，苔黄，脉滑数等。热入上焦心包络者，即病属营分，症见身热灼手，舌质红绛，神昏谵语或昏聩不语，舌謇肢厥等。

2. 中焦证候

中焦证主要是指脾胃的病变。病变在胃者，主要是温热之邪所致，表现为阳明无形热盛或有形热结之证，正如吴鞠通所说："面目俱赤，语声重浊，呼吸俱粗，大便闭，小便涩，舌苔老黄，甚则有芒刺，但恶热，不恶寒，日晡益甚者，传至中焦，阳明温病也"。病变在脾者，主要是湿邪或湿热之邪所致，表现为湿困中焦或中焦湿热证候，临床可见身热不扬，脘痞腹胀，呕恶纳呆，大便溏泄，苔白厚腻或黄腻，脉濡缓或濡数等症。

3. 下焦证候

下焦证主要包括肝、肾及大肠、膀胱的病变。病在肾者，因邪热久羁，灼伤真阴，出现真阴大亏或阴虚火炽等症，临床以低热，手足心热甚于手足背，口干咽燥，舌绛而干，脉细数等症为主。病入肝者，则因肝阴不足，筋脉失养，致使虚风内动，临床除见真阴不足表现外，复见手足蠕动，甚则瘈疭等症。病在大肠和膀胱者，主要因湿邪流注下焦，阻滞气机所致。湿阻大肠，传导失职，则大便不通。湿阻膀胱者，气化失常，则小便不行。当然，无论大便不通，还是小便不行，必兼有一派湿象，临床须与热结大肠与热结膀胱相鉴别。

（三）三焦证候的病位浅深和传变

三焦病位浅深较为复杂，以一般情况来说，上焦最浅，下焦最深，上焦病轻，下焦病重。但上焦有病在肺和在心包之别，邪在心包者则病变深重。

三焦证候的传变亦多是自上而下，由上焦开始，渐入中焦，终达下焦。正如吴鞠通所说："凡病温者，始于上焦，在手太阴"。又说："温病由口鼻而入，鼻气通于肺，口气通于胃。肺病逆传，则为心包；上焦病不治则传中焦，胃与脾也；中焦病不治，即传下焦，肝与肾也。始上焦，终下焦。"当然，这并不绝对，也有特殊的情况。如病初亦可先起于中焦者，亦有上焦和中焦同时发病者，还有中焦证未除而下焦证已见者。故临证须知常达变，灵活掌握。

（四）三焦病证的治疗用药原则

吴氏不仅把三焦作为划分疾病发生发展阶段的标志，而且还精辟地指出了三焦治疗用药的原则。他说："治上焦如羽，非轻不举；治中焦如衡，非平不安；治下焦如权，非重不沉"。因上焦病位最高，非轻清上浮之气不能上达，故多选质轻或味薄气轻之品为宜；中焦乃脾胃所在，为气之升降出入的枢纽，用药既不能过于轻清而走上，又不能过用沉坠而趋下，而以调整脾胃升降，使之恢复平衡为要；下焦病位最低，最深，必用浓浊厚味、重坠沉降之品才能抵达病所。这些原则，对于疾病的治疗用药均有重要的指导意义。

三、卫气营血辨证与三焦辨证的关系

卫气营血辨证和三焦辨证同用于温病的辨证，既有其共同之处，又有所区别：

1. 从其辨证意义上讲，两者均用于分析温病的病理变化，明确病变部位，掌握病势轻重，识别病情传变，归纳证候类型，判断疾病预后，确定治疗大法等。

2. 从辨证的内容来看，两者互有联系，互相补充。如上焦肺的病变属于卫分或气分范围，心的病变属于营分或血分的范围。中焦脾胃的病变属于气分范围。下焦肝肾病变多属血分范围。但上焦肺的病变并不等于卫分和气分病变，血分病变也并不等于肝肾的病变。其关系纵横交错，相互联系，相互补充，若能把两者融会贯通，必能运用自如，提高辨证水平。

第三章 温病诊法

温病的诊断方法，也必须以望、闻、问、切为主。这里着重讨论在温病诊断中具有特殊意义的几个方面。

一、辨舌

辨舌即通常所说的舌诊，是中医独特诊断方法之一。在临床中广泛用于各科，在温病辨证中意义更为突出，不论是辨邪气的深重或轻浅，还是辨识其正气盛衰，舌形、舌苔、舌质的变化都是重要的客观指征。

我们的祖先在长期的临床实践中，对于舌诊检查疾病一向是非常重视的，尤其是在热性病、温病诊断上的运用，积累了丰富的经验，我们应当十分珍视古人留给我们的宝贵遗产。但是也应当看到，由于历史条件的限制，这些认识都是根据客观现象所做出的理论推断，还不可能完全揭示事物的本质。因此，对舌诊的研究已成为重要的科研课题，随着医学科学的发展，以及能以客观指标反映疾病本质的舌诊仪必将出现，舌诊这一独特的诊断方法将进一步得到发展。

（一）舌与脏腑气血的关系

在叙述温病舌象之前，首先复习一下正常舌象。正常舌象是：舌体柔软，活动自如，颜色淡红光泽，苔薄白。如《舌苔统志》说："舌为心之苗，其色当红，红不娇艳，其质当泽，泽非光滑之意（若光滑如油者腻也）。其象当毛，毛无芒刺，必得淡红上有黄白之苔气，才是无邪之舌。"我们认为：淡红舌的形成，是正常气血上荣的表现。因五脏六腑皆通过其经络与舌相连，如心之别络系舌本，脾脉连舌本散舌下，肾脉挟舌本，肝脉络舌本等，五脏六腑化生的气血津液都上注于舌。只有在人体气血充足，阳气和畅，血流正常的情况下，才能见到这种淡红、活泼、润泽的舌质。舌苔乃是胃气蒸发而成的。一般认为：

舌尖部候上焦心肺之疾，主上焦疾患；舌中部候肝胆脾胃之疾，主中焦疾患；舌根部候下焦肾与大肠积滞之疾患。当然严格说来舌诊这门学问是非常复杂的，常常能非常准确地反映出疾病的本质。正常人的薄白苔是胃有生气的表现。章虚谷说："无病之人常有微薄苔，如草根者，即胃中之生气也"。人以胃气为本，五脏六腑皆禀气于胃，因此胃气不仅指消化功能而言，也是全身的机能体现。

由于口腔的咀嚼、吞咽动作，以及唾液饮食的冲洗等原因，我们肉眼看到的正常舌苔一般是薄白苔。至于主病舌苔种类很多，如黄色、灰色、黑色，或产生浮苔，如苔白而浮黄、苔黄而浮黑、苔白腻而浮灰；又有浮黄之上罩有一层的薄苔的叫做罩苔，如苔白浮黄而罩灰，或滑腻苔浮黄且罩黑等等，所有这些不同情状的舌苔，都反映了疾病的情况。中医的认识，苔包括很广，不论气血、痰食、热郁、气滞、血瘀、脏器功能和实质病变均能从舌象反映出来。

（二）温病舌象变化的机制

温病由于感受四时温热邪气的不同，病程中有卫气营血四个病理阶段，因此舌的变化也比较复杂。

1. 变化的情况

舌苔有无、厚薄、润燥、剥脱、垢腐、老嫩、起刺等；苔色白、黄、灰、黑、滑腻等。舌质（包括舌四周、舌背部）色红、粉、深红、绛、紫、晦暗、淡等；舌体神、气的荣枯、凹凸、纹老、纹嫩等；形态起点刺、裂纹、强硬、震颤、痿软、卷缩、偏斜、胖瘦等。

2. 舌苔的形成机制

温病的舌苔变化有以下因素的关系。

（1）外邪侵袭，邪正相争，气机紊乱：温邪侵入人体，邪正相争，导致人体气机紊乱，从而使胃气的蒸发过程失调，因此出现舌苔变化异常。

（2）发热，蒸腾胃中浊气：舌苔乃是胃气蒸发而成。发热时体温高，胃热亦增高，由于胃热熏蒸，使湿浊、积滞、热郁等互阻上蒸，舌苔变化很大，或黄，或灰，或黑，或干裂等。

（3）伤津，舌失濡润：温病是口鼻吸受的温热之邪，热邪的特点是伤津，津伤液少不能上承于口，故舌失濡润则表现舌上干燥少津。

（4）脾胃运化失职，湿浊上泛：脾胃是消磨水谷化生精微的，既能运化水谷精微，又能运化水湿，当某些原因造成脾胃的运化功能失职，使水湿内停，湿浊上泛则舌苔变得厚而腻浊。

3. 舌质的意义

舌苔是反映功能方面的疾病，舌质是反映疾病的实质。在温病学中，舌苔是反映卫分气分的疾病，而舌质是反映营血方面的疾病。舌质的变化有以下几个方面。

（1）热入营血，血热炽盛，气血壅滞：此种舌质多红绛而鲜泽。叶天士曾说过："其热传营，舌色必绛"，徐荣斋亦指出："舌见紫色，因热而瘀者，舌必深紫而赤……"

（2）阴液大亏，血液浓缩，黏稠度重而成瘀滞，舌体失养且干：此舌质变化多见温病后期，肝肾阴竭。其表现舌质多紫而晦暗，干枯无津，并有形态改变而成瘦老。

（三）温病辨舌的临床意义

辨舌主要是观察舌苔、舌质、舌津、舌形等变化。一般说来，舌苔主要反映卫气阶段的病变，即功能障碍。舌质反映营血的病变，即实质损害。舌津舌形反映津血阴液的耗损程度。总之，可以通过辨舌，来区分病邪的性质，病位的浅深，病势的进退，津液的伤损程度等，从而为治疗提供依据。

1. 辨别病邪之性质

由于四时温热邪气不同，致病后反映的舌象必然有异。临床上通过察舌苔的情况来区分病邪的性质。如湿热之邪气致病多表现黄滑黏腻之苔。《察舌辨证新法》说："黄如（油）腻敷（于）舌上，湿温痰滞之候，故舌无孔而腻。"如色深黄黏腻程度稠厚的为热重于湿，又如黄色浅，黏腻程度较稀薄，是湿重于热。感受温热邪气舌苔多薄而欠润。再如感受疫疠之邪舌苔白如积粉，若舌苔腐垢为挟有秽浊之气。

2. 区分病位之浅深

温病的过程中，一般情况下，它是以卫、气、营、血四个阶段发展而来的，由卫到气入营进血是说明病变由表入里、由浅入深、由轻到重的发展过程。在临床上可以通过观察舌象（包括舌苔、舌质、舌面）的色泽等变化，来判断病位之浅深，病情之轻重。所以说，舌苔是反映卫气的变化，是属于功能的；舌质是反映营血的变化，是实质的。如舌苔薄白病在肺卫，病情较浅，苔黄质红病在深部为气分，较卫分证重。如果，舌质变化为红绛标志病邪已深入营血，病情更为沉重。

3. 分析病势之进退

温病的病势进退，决定正邪双方力量的对比，邪胜正虚则病进，邪却正复则病愈。临床上通过察舌苔的颜色、厚薄，舌质的颜色、老嫩等来判断病势的发展趋向。一般说来，舌苔由白变黄为病进，由黄转黑为病重，由薄变厚为邪盛，由厚变薄为邪衰，由有苔到无苔光亮如镜为胃气衰败，舌上渐生薄苔为正气来复。

4. 判断津液之存亡

温病中津液的盛衰存亡，对于疾病的预后有着十分重要的意义。所谓："存得一分津液，便有一分生机"，叶天士说："刻刻顾及津液"，说明津液在温病治疗中是非常重要的。在临床上可以通过舌诊观察，从舌苔舌质的润燥，舌形的肥瘦，舌面的糙老等情况，来判断津液的存亡。以舌苔舌面润泽说明津液未伤，舌面欠润为津液初伤，舌苔干燥说明津液已伤，舌苔糙老中有裂痕，说明阴津大伤，舌苔焦燥也是津液大伤。若舌形枯萎标志着肾阴欲竭。若舌水滑为停饮痰湿之象。若垢腻黏滑是痰浊中阻。

5. 标志病情之虚实《内经》说："邪气盛则实，精气夺则虚。"临床上可以通过察舌苔的厚薄、质地的老嫩等情况来明确病情之虚实。一般说，舌苔厚，质地苍老，色泽鲜而尖部起芒刺多属实证火热一类疾病。舌苔剥脱或无苔，质地虽红而娇嫩或枯萎属虚证。

总之，舌象可分为舌形的胖瘦、舌苔的颜色。苔分三层，苔上的层为浮苔，说明病机已转化，再上一层为罩苔，是说明病势上蒸情况，是浊气上蒸功能的变化；舌质是病的实质，是诊治过程最重要的。在临床上要仔细观察，全面了解，综合分析，使舌诊在温病诊断中发挥更大作用。

（四）温病舌诊辨证

1. 卫分舌象

温病在卫分阶段，邪浅病轻，舌象变化也比较单纯，其主要特点是：舌质一般正常或边尖红，舌体形态根据个人体质情况略有差异，舌苔主要表现薄白苔。但是由于感受邪气之不同，虽全是薄白苔，而亦有区别。

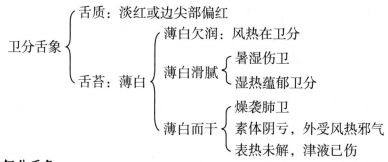

卫分舌象 ┤
- 舌质：淡红或边尖部偏红
- 舌苔：薄白 ┤
  - 薄白欠润：风热在卫分
  - 薄白滑腻 ┤
    - 暑湿伤卫
    - 湿热蕴郁卫分
  - 薄白而干 ┤
    - 燥袭肺卫
    - 素体阴亏，外受风热邪气
    - 表热未解，津液已伤

2. 气分舌象

温病在气分阶段，邪已由卫入里，此时邪正剧争，人体功能活动极度亢奋，脏腑功能失调，舌象变化比较明显。其主要特点是：舌质红，舌体正常（一般情况下，舌质的变化并不太大），舌苔由白转黄，黄苔是气分证最多见的一种舌苔。但因气分证范围较广，时间较长，变化又多，舌苔的色彩也复杂多样。总之，温病气分阶段，时间长，变化多，正气盛、邪气实，是温病治疗的关键阶段，若治疗不当，常可入营，邪入营仍须力争回转气分，再从气分外透卫分而解。气分舌象如下。

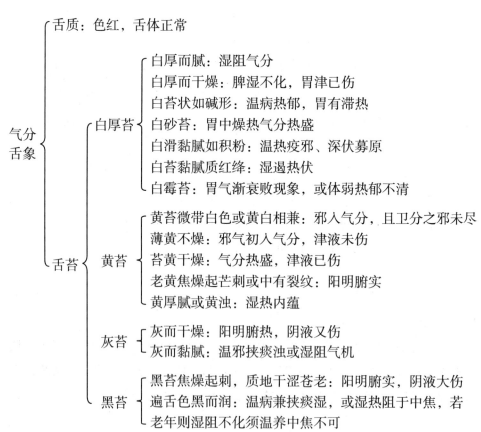

气分舌象 ┤
- 舌质：色红，舌体正常
- 舌苔 ┤
  - 白厚苔 ┤
    - 白厚而腻：湿阻气分
    - 白厚而干燥：脾湿不化，胃津已伤
    - 白苔状如碱形：温病热郁，胃有滞热
    - 白砂苔：胃中燥热气分热盛
    - 白滑黏腻如积粉：温热疫邪、深伏募原
    - 白苔黏腻质红绛：湿遏热伏
    - 白霉苔：胃气渐衰败现象，或体弱热郁不清
  - 黄苔 ┤
    - 黄苔微带白色或黄白相兼：邪入气分，且卫分之邪未尽
    - 薄黄不燥：邪气初入气分，津液未伤
    - 苔黄干燥：气分热盛，津液已伤
    - 老黄焦燥起芒刺或中有裂纹：阳明腑实
    - 黄厚腻或黄浊：湿热内蕴
  - 灰苔 ┤
    - 灰而干燥：阳明腑热，阴液又伤
    - 灰而黏腻：温邪挟痰浊或湿阻气机
  - 黑苔 ┤
    - 黑苔焦燥起刺，质地干涩苍老：阳明腑实，阴液大伤
    - 遍舌色黑而润：温病兼挟痰湿，或湿热阻于中焦，若老年则湿阻不化须温养中焦不可

3. 营分证舌象

温病邪入营分，病势较为深重，已由气分证的正邪俱盛，转为邪盛正虚，由功能障碍发展到物质基础损伤，因此温病到了营分阶段，由于营阴耗损，血液黏滞，血运失常，舌质变化较为突出。营分证的舌象特点是：舌的形体偏瘦，舌质红绛，质地糙老，一般无苔或仅见黄而干焦薄苔。由于在营分证阶段，正邪盛衰的程度亦有不同，舌象变化也不完全一样，所以说治疗营分证比较复杂，争取做到"入营犹可透热转气"，不然可就要以清营养阴为法进行治疗。营分证舌象如下。

营分舌象
- 红舌
  - 舌尖红赤起刺：邪初入营，心火亢炽
  - 舌红中有人字形裂纹或生红点：心营热毒极盛
  - 舌质尖红柔嫩，望之似觉潮润，扪之却干燥无津：邪热渐退，气血两虚，津液未复
  - 舌淡红而干：温病后期，气阴两亏，气不化液
- 绛舌
  - 纯绛鲜泽：热入心包
  - 绛而干燥：热入营分，营阴受伤
  - 绛兼黄白苔：气营两燔
  - 绛而舌上霉酱苔罩有黏腻：热在营血，兼挟秽浊之气

红舌标志着邪气初入营分。温病邪在卫气亦可见红舌，但这种红舌多局限在边尖部位，舌面上多罩有苔垢。而营分证的红舌，是全舌纯红，舌上多无苔，临床上应注意区别。

4. 血分舌象

血分证是温病发展的最后阶段，病情危重。血分证有虚实之分，一方面表现温毒邪热极盛，另一面表现真阴耗竭，因此舌色舌象变化也较复杂。血分证舌象变化的特点：多是舌形与舌质的改变，舌质多呈紫绛色，甚至有瘀斑与瘀点，舌形多见干瘦、干枯、龟裂、短缩、痿软、卷缩、胖舌及舌体歪斜等变。血分舌象如下。

```
        ┌ 舌质绛紫 ┌ 绛而枯萎或有黑燥苔：肾阴耗竭
        │         ├ 绛舌光亮如镜：胃阴衰亡
        │         ├ 焦紫起刺状如杨梅：血分热毒极盛
        │         ├ 紫暗而干，色如干猪肝：肝肾阴竭
        │         └ 紫而瘀暗，扪之潮湿：内兼瘀血
血分     │
舌象 ─────┤ 舌质淡白无华，苔干黑：湿热化燥，深入营血，灼伤血络，气随血脱
        │
        │        ┌ 舌体强硬，运动不能自如 ┌ 温热逆传心包
        │        │                       └ 气液不足，络脉失养，动风抽搐
        └ 舌形 ──┤ 舌体短缩：内风扰动，痰浊内阻
                 ├ 舌斜、舌颤：肝风发痉之象
                 └ 舌体萎软，不能伸缩或伸不过齿：肝肾阴液将竭
```

二、卫气营血舌象及其用药法则

（一）卫分舌象及用药法则

温病卫分阶段，舌象变化特点：舌体的形象一般是正常的，舌形、舌质或稍有区别。卫分舌苔主要表现为薄白苔，但因情况不同也有差异。舌面干燥的微甚，可以分别定其内热的多少和津伤的情况；舌面津液多寡，可以看出湿邪的轻重。

肺主气属卫，外合皮毛，卫分证是温病的初期阶段，病势轻浅，若治疗得当，一药即愈。本阶段治疗法则是轻宣、疏卫、清解等，决不可发表，恐伤津液而助里热。

下面，分述临床常见的舌象特征，并据以分析病机，推敲用药。

卫分 1：外感风热，温病初起。

舌形：一般正常，无变化。

舌苔：薄白，比较均匀。

舌面：津液少，欠润，或略偏燥。

舌质：淡红，边尖部略红。

病机：风热邪气，从口鼻而入，初犯于肺，肺主皮毛，故身热微恶风寒，头痛不重，咽红且干，甚则喉肿白腐，干咳无痰，无汗或头额有小汗，脉象不

缓不紧而动数，两寸独大，口渴，大便正常或偏干等。

治法：用辛凉轻剂，如桑菊饮法加减。

参考处方：桑叶 6g，菊花 6g，薄荷（后下）2g，前胡 6g，杏仁 6g，浙贝母 10g，连翘 10g，芦根 15g。

卫分2：风热在卫，肺津受伤。

舌形：正常，与平时基本一样。

舌苔：薄白。

舌面：偏干。

舌质：淡红，边尖偏红。

病机：风热在卫，而肺津略受伤，温病初感，内热偏盛，津液微受伤，症状较（卫分1）口干明显，口渴，脉象浮滑数或滑数，大便略干而小便较黄少。

治法：辛凉平剂，银翘散加减。

参考处方：薄荷（后下）2g，连翘 10g，银花 10g，竹叶 3g，淡豆豉 10g，山栀 3g，炒牛蒡 3g，芦根 20g，前胡 6g，焦麦芽 10g。

卫分3：温病初起，邪在卫气之间。

舌形：正常，无变化。

舌苔：黄白相兼，白偏多，黄偏少。

舌面：偏干，或略干。

舌质：淡红，边尖红。

病机：从舌边尖红，偏干，苔黄白相兼来看，是温邪已在卫气之间，卫分证未解而气分郁热渐形成，脉象多滑数而渐有力，逐渐转化向洪脉发展。

治法：辛凉平剂兼以清化方法。

参考处方：薄荷（后下）2g，连翘 10g，银花 10g，竹叶 6g，生石膏 6g，茅芦根各 15g，前胡 6g，黄芩 6g，炒山栀 6g。

卫分4：温热挟湿病或湿热病。

舌形：正常。

舌苔：白腻，浮罩略黄。

舌面：糙老不干燥。

舌质：略红。

病机：本病乃温热挟湿病或轻度湿热病，从苔白糙老不燥，浮罩略黄看，是湿邪或温热兼湿，症状必为头晕或沉重，胸闷口苦，身热口渴，头面微有小汗，脉象以滑数为主，带有濡象。

治法：可用轻扬宣化方法。

参考处方：薄荷（后下）2g，佩兰叶（后下）10g，大豆卷10g，连翘10g，忍冬花10g，前胡6g，大青叶10g，茅根10g，芦根10g。

卫分5：温邪由卫入里，热象偏重，正气也实。

舌形：正常。

舌苔：灰白而糙。

舌面：糙老且干。

舌质：淡红。

病机：温病邪气由卫分入里，热象偏重，正气也实，故身热较重，微有恶寒，头痛不重，口干心烦，略思饮水，势将热入气分，脉象必滑数比较有力。

治法：用辛凉清气方法。

参考处方：薄荷（后下）2g，生石膏（先煎）10g，连翘10g，银花10g，前胡6g，桑叶10g，淡豆豉10g，炒山栀6g，茅芦根各10g。

卫分6：素体阴虚，又感温邪，最易化燥伤阴。

舌形：偏瘦。

舌苔：薄白。

舌面：干而微有裂痕。

舌质：红，干，尖部色深。

病机：素体阴虚，津液不足，感受温热邪气，故发热，微恶风寒，头痛，干咳少痰，无汗或少汗，心烦口渴，尿黄少，舌红、干瘦，脉象多细小数或弦滑数。

治法：滋阴液兼以疏卫。

参考处方：肥玉竹10g，前胡6g，白薇5g，炒牛蒡子6g，淡豆豉10g，薄荷（后下）2g，茅芦根各15g，炒山栀6g。

（二）气分舌象及用药法则

温病到气分时，舌象的变化，与卫分大不相同，它的特点为：舌质转红，一般舌体变化不大。在气分阶段舌苔的变化比较多，黄苔是气分较多见的一种舌苔，多由白苔转变而来。这阶段的主病是：邪气由卫而转入里，属热、属实。

苔若薄者为病浅；苔若厚者为病深；舌干燥者多为热已伤津液；舌润泽者，津液未伤或有湿邪；苔黄厚腻者，为湿热内蕴；若舌质红，苔白厚腻，主湿阻气分，此内伤脾胃，中阳失于运化，故出现湿遏之证。

总之，温病气分阶段，时间长，变化多，正气盛，邪气实，是温病治疗的关键阶段，若治疗不当，常可入营。若邪已入营，也必须力争回转气分，再从气分出卫而解。

气分 1：温邪已不在卫分，而在于肺胃之间。

舌形：正常。

舌苔：微黄。

舌面：偏燥。

舌质：略红。

病机：温病邪热从气分内转于肺胃之间，身热，口干，渴饮，有汗，脉洪数有力，甚则咳喘，呼吸急迫。

治法：用清宣肃肺祛痰方法。

参考处方：苏叶 3g，杏仁 10g，生石膏（先煎）15g，前胡 6g，浙贝母 10g，苏子 10g，芦根 20g，黄芩 10g。

气分 2：温病热盛于里，已不在卫分，进入气分。

舌形：正常。

舌苔：从微黄已进入黄色。

舌面：由偏燥而逐渐变为略燥。

舌质：从略红过渡到接近正红。

病机：温病热盛于里，已不在卫分，壅于胸膈，化火灼津，身热恶寒，烦躁不安，唇焦咽燥，口渴，咽喉肿痛，面红舌疮，大便干结，两脉滑数较为有力。

治法：凉膈、泄热、通便，以清气热。

参考处方：薄荷（后下）2g，生石膏（先煎）10g，山栀 6g，黄芩 10g，连翘 10g，川大黄粉（冲）2g，前胡 6g，杏仁 10g，鲜芦根 20g。

气分 3：温病邪入气分以后，气分热盛而胃津已伤。

舌形：正常。

舌苔：从已进入黄色而成正黄。

舌面：由逐渐略干，已形成略干且燥。

舌质：从接近正红而看出舌质纹理偏老。

病机：温邪入气分，气分热炽，灼伤胃津，症见高热恶热，面赤心烦，大渴引饮，蒸蒸汗出，舌苔黄燥，脉洪大而数。

治法：可用辛凉重剂，清热生津，以达热出表。

参考处方：生石膏（先煎）30g，知母10g，生甘草10g，粳米30g，大青叶15g，天花粉15g，芦根20g。

气分4：温病热在阳明气分，由于腑实积滞，蕴郁化热。

舌形：基本正常，或偏瘦。

舌苔：老黄，根部厚。

舌面：舌面上已渐干且燥。

舌质：正红，舌纹理偏老。

病机：温病热在阳明气分，由于腑实积滞，蕴郁化热，高热，汗出，腹胀，便秘，溲黄少，两脉洪滑有力，关部尤甚。

治法：清胃热兼以通腑导滞。

参考处方：生石膏（先煎）12g，知母6g，薄荷（后下）2g，山栀6g，连翘10g，前胡6g，杏仁10g，川大黄粉（冲）2g。

气分5：温热病，热在气分，阳明实热内结。

舌形：正常。

舌苔：苔色焦黄，状如沉香，棕黄色，尖部起刺。

舌面：干。

舌质：红，舌纹理糙老。

病机：温热病，热在气分，阳明实热与积滞内结，高热，口渴，有汗，腹胀，矢气恶臭，小溲黄少，大便干结。

治法：用通腑清气方法。

参考处方：生石膏（先煎）15g，知母6g，炒栀子6g，连翘10g，黄芩10g，薄荷（后下）2g，芦根15g，元明粉（冲）2g，大黄粉（冲）2g。

气分6：温病热在阳明气分，积滞未化，热灼津液。

舌形：正常，中有裂纹。

舌苔：老黄或根厚。

舌面：津少或干。

舌质：红。

病机：温病热在气分，阳明腑实，热结于内，阴分受伤，故身热咽干，腹满便秘，口燥且渴，脉洪滑数有力。

治法：滋阴液以制其火，化积滞且攻其实。体壮者可用白虎、承气汤，老年或体弱者可用养血育阴通下法。

参考处方：细生地15g，玄参15g，沙参15g，麦冬10g，当归10g，元明粉（冲）1.5g，大黄粉（冲）1.5g，焦三仙各10g。

气分7：温病热在气分，阳明腑实，热结于内，阴分受伤。

舌形：正常，微有裂纹。

舌苔：灰。

舌面：干燥，扪之津少。

舌质：红，糙老。

病机：此属热在气分阳明腑实，热结于内。

治法：通阳明腑实，兼滋水以制火。

参考处方：大黄（后下）10g，芒硝（冲）5g，玄参30g，麦门冬24g，细生地24g。

气分8：温邪热毒炽盛，阴液耗伤。

舌形：正常或偏瘦。

舌苔：黄黑或黑焦，有芒刺。

舌面：干涩，无液。

病机：温邪热毒炽盛，阴液耗伤，从舌苔黑有芒刺看，当用大承气或调胃承气法急下之。

治法：通腑泄热，兼以滋阴[*]。

参考处方：杏仁10g，枳实6g，大黄粉（冲）1g，芒硝（冲）2g，玄参16g。

气分9：从无形热盛，渐转成腑实证。

舌形：正常。

舌苔：黄灰色，或偏根部厚干。

舌面：干，无津液。

舌质：红。

病机：温病热郁气分，从无形之热，消灼津液，渐转成腑实证，在本阶段

---

[*]原书缺，据上下文增补。

治疗，当根据转成腑实的具体情况，结合年龄、体质、病期等进行通导方法。

治法：通腑泄热，兼以清气。

参考处方：大黄粉（冲）1g，芒硝（冲）1.5g，炙甘草 6g，连翘 10g，忍冬花 10g，茅芦根各 20g，沙参 20g。

气分 10：温病气分阶段，阳明热盛。

舌形：正常，或偏瘦且干。

舌苔：从灰黄色转化为黑，若津伤太过则呈棕黑色或干黑色。

舌面：津少，中心干，根部厚。

舌质：红，或深红，糙老。

病机：温热病阳明气分热盛，积滞内蕴。

治法：宣上通下，泄热导滞。

参考处方：生石膏（先煎）15g，杏仁 10g，前胡 6g，瓜蒌皮 20g，大黄粉（冲）1g。

气分 11：温疫初起，蕴热内伏。

舌形：正常。

舌苔：白如积粉，腻厚干燥。

舌面：湿多则滑腻，积滞内停故成积粉，热盛必干燥。

舌质：深红色，四边绛。

病机：温疫初起，蕴热内伏，湿浊蕴郁与积滞互阻。

治法：泄湿浊，导滞热，清热凉气。

参考处方：厚朴 6g，槟榔 10g，草果 3g，知母 6g，芍药 10g，黄芩 10g，甘草 6g。

气分 12：温病热在气分，胃有宿积夹秽浊郁伏于内。

舌形：正常。

舌苔：白干，其状如碱。

舌面：干燥，无津液，扪之若沙面。

舌质：红。

病机：温病胃有宿积，挟秽浊郁伏于内，热在气分，上蒸则口干、心烦。

治法：清气分之热，导胃中宿滞。

参考处方：佩兰（后下）10g，炒山栀 6g，连翘 10g，黄芩 10g，焦三仙各 10g，薄荷（后下）2g，大黄粉（冲）1g，元明粉（冲）1g。

气分 13： 暑热内伏，湿阻中阳。

舌形： 胖大嫩腻，或边尖有齿痕。

舌苔： 白滑厚腻。

舌面： 滑润液多。

舌质： 红。

病机： 暑热内伏，湿阻中阳，气分受伤，脉濡洪，舌胖，苔垢腻，症见气短，汗出，乏力，胸闷等。

治法： 芳化益气，兼祛湿邪。

参考处方： 藿香（后下）10g，佩兰（后下）10g，苏叶梗各 6g，陈皮 6g，茯苓 10g，半夏 10g，苍术 10g，厚朴 6g，生黄芪 10g，黄连 3g。

气分 14： 瘟疫初起，气热颇重，内热津伤。

舌形： 正常或无变化。

舌苔： 色白且干。

舌面： 干，较板硬，状如砂皮。

舌质： 红。

病机： 瘟疫初起，气热较重，胃热上蒸，内热津伤，口干心烦。

治法： 清气泄热，佐以育阴。

参考处方： 生石膏（先煎）15g，知母 10g，生甘草 10g，粳米 20g，麦冬 10g，天花粉 10g 连翘 10g，石斛 10g，芦根 20g。

气分 15： 温热蕴郁，胃热上灼，舌生糜点作痛。

舌形： 正常或偏瘦。

舌苔： 满舌白衣，挟有糜点，碎小作痛，热多则舌红干，虚多则舌粉滑润。

舌面： 偏干，虚者不干。

舌质： 红，正虚时则舌质粉。

病机： 温热蕴郁，胃热上灼，舌生糜点作痛。若属慢性，考虑心肾不足。

治法： ①清胃泻热；②滋阴养液。

参考处方： ①生石膏（先煎）10g，黄连 6g，知母 6g，生地 10g，赤芍 10g，黄柏 6g，沙参 10g ②西洋参 6g，石斛 10g，麦冬 10g，知母 6g，生山药 15g，甘草 10g，生地黄 15g。

气分 16： 湿阻气分或湿热相兼。

舌形： 正常或偏胖。

舌面：滑润液多。

舌苔：白厚黏腻滑润。

舌质：红或偏红。

病机：湿热病，在湿阻气分阶段，或湿热相兼及湿温病中，由于湿阻不化，湿郁中阳而成。

治法：宣郁化湿。

参考处方：藿香（后下）10g，厚朴6g，半夏10g，川连3g，草蔻（后下）3g，杏仁10g，陈皮6g，冬瓜皮20g，前胡6g。

气分17：湿热内蕴或痰热互阻。

舌形：正常。

舌苔：黄厚腻，或黄浊。

舌面：滑润。

舌质：红。

病机：湿热内蕴或痰热互阻，或痰湿蕴热互阻不化。

治法：清气分之热，化痰浊兼以祛湿。

参考处方：佩兰（后下）10g，藿香（后下）10g，淡豆豉10g，山栀6g，前胡6g，半夏10g，陈皮6g，冬瓜子20g，砂仁（后下）2g，焦麦芽10g，黄芩10g。

气分18：温邪湿痰内阻，热郁不清，身热不退。

舌形：正常。

舌苔：灰，黏腻根垢厚。

舌面：滑润且腻。

舌质：红，不干。

病机：温邪痰湿蕴蓄，热郁不清，湿痰中阻不化，身热不退，胸闷咳嗽，周身酸楚。

治法：宣郁化湿，佐以肃降。

参考处方：生紫菀6g，前胡6g，白前6g，莱菔子10g，杏仁10g，浙贝母10g，炙杷叶12g，半夏10g，茅芦根各15g，冬瓜子10g，焦三仙各10g。

气分19：胃肠积滞，热郁于内，互阻不化。

舌形：正常。

舌苔：棕黑黄混合，状若果子酱，黏滞不散。

舌面：偏黏，不干且厚。

舌质：红。

病机：胃肠积滞，热郁于内，郁火化热，恣食寒冷，郁热与积滞蕴蓄太甚，且有寒湿夹杂于中，口味甚臭，脉象关尺洪滑有力。

治法：导滞化积，温化寒湿，少佐疏调。

参考处方：藿梗 10g，苏叶 10g，半夏 10g，白芷 6g，香附 10g，焦三仙各 10g，鸡内金 10g，槟榔 10g，枳壳 6g。

气分 20： 湿热蕴毒上泛，来势甚猛。

舌形：骤然舌体胖大。

舌苔：满布黄苔，黏腻而垢。

舌面：津液偏多。

舌质：红。

病机：湿热蕴毒上泛，来势甚猛，虽然舌形胖大，而舌质红，心烦，急躁不安，脉象急数。

治法：速速清化湿热，仿雷少逸芳香化浊法。

参考处方：藿香（后下）10g，佩兰（后下）10g，陈皮 6g，半夏 10g，腹皮 10g，厚朴 6g，鲜荷叶 1 张（撕碎），六一散（冲）10g，并用紫雪丹 3g，外敷舌面。

（三）营分舌象及用药法则

温病邪入营分，病势较深，症状变化很大。舌象变化的特点：舌的形体偏瘦，舌质红绛而质地糙老。有时因气阴皆伤，故光亮无津且嫩，一般无苔或反见黄而干焦。舌质由红转绛，标志着邪热更加深入，邪热炽盛，营阴过伤，邪气未减，正气已衰。

营分 1： 温邪深入阴分，耗伤血中津液，蒸腾营阴，正气早伤，故脉来下沉，体弱乏力，神志欠佳，口不甚渴，甚则神昏。

舌形：偏瘦，舌纹理粗糙。

舌苔：无苔或黄苔。

舌面：偏干。

舌质：光绛，或绛。

病机：温邪入于营分，身热夜甚，口反不渴，心烦躁扰，甚或有谵语狂躁，或斑点隐隐，脉反细数。此营阴耗伤，津液亏乏。

治法：清营透热，养阴生津。

参考处方：生地黄 15g，元参 15g，竹叶 2g，麦门冬 10g，丹参 10g，连翘 10g，茅根 20g。

营分 2：气营不足，营阴过伤。

舌形：瘦，偏薄。

舌苔：无苔。

舌面：舌燥无津。

舌质：光绛或深红。

病机：温病热入营分，气营不足，阴分又热，故身热不口渴，心烦躁扰，舌红绛而形瘦薄，脉细小弦数，小溲赤少，夜间热重。

治法：气营两清，兼顾阴分。

参考处方：沙参 15g，知母 10g，石膏（先煎）10g，细生地 18g，白芍 15g，玉竹 10g，麦门冬 10g，又，西洋参粉 3g，睡前冲服。

营分 3：气分之邪未尽，营分之热已起。

舌形：偏瘦。

舌苔：已渐无苔，目前尚有白黄薄苔。

舌面：干。

舌质：光绛。

病机：本病属气分之热未尽，营分之热又起，口干渴已减，身热夜甚，脉象已转细弦数，舌形已渐变瘦。

治法：清气热兼顾其营。

参考处方：竹叶 3g，生石膏（先煎）15g，连翘 10g，银花 10g，鲜茅芦根各 20g，细生地 15g，玄参 15g，麦门冬 10g。

营分 4：痰热蕴郁，将有内闭心包之势。

舌形：偏瘦。

舌苔：黄腻或黄腻垢厚。

舌面：津偏多。

舌质：绛。

病机：温邪日久，痰热蕴郁，灼液成痰，势将蒙闭心包，故身灼热，痰盛气粗，神昏不重，时或谵语，脉象弦滑而数或沉弦细滑数。

治法：清心豁痰，凉营开窍。

参考处方：前胡 6g，僵蚕 10g，蝉衣 6g，片姜黄 6g，连翘 10g，银花 10g，赤芍 10g，丹皮 10g，黛蛤散（布包）10g，鲜茅根 20g，又，安宫牛黄散 1.5g，分两次冲服（或 1 丸分两次化服）。

营分 5：温邪化热入里，津液损耗，胃肠实热积滞，互阻不通。

舌形：偏瘦，中裂。

舌苔：老黄或根黄厚。

舌面：干，糙老，焦。

舌质：绛。

病机：温邪化热入里，津液损耗，胃肠实热积滞，互阻不通，邪已深入营分，津液大伤，滞热不清。脉象弦滑而数，沉取略感细弱无力。

治法：急下通腑以保其阴，甘寒育阴兼折其热。

参考处方：蝉衣 6g，僵蚕 6g，片姜黄 6g，丹皮 6g，生地黄 15g，竹叶 3g，九节菖蒲 10g，生大黄粉（冲）2g，元参 20g。

营分 6：温热病，热在营血，而中挟痰浊，或蕴郁秽浊之气。

舌形：偏瘦。

舌苔：霉酱苔，罩有黏腻垢苔。

舌面：滑腻。

舌质：绛。

病机：温热病，热在营血，挟有痰浊，蒙闭心包，闭塞心窍，痰盛气粗，脉象沉涩弦细。

治法：清营热，豁痰浊，导滞逐秽。

参考处方：蝉衣 6g，僵蚕 6g，连翘 10g，莱菔子 10g，焦三仙各 10g，郁金 6g，槟榔 10g，鲜茅芦根各 10g，杏仁 10g，竹叶 3g，大黄（后下）2g，又，局方至宝丹半丸分服。

营分 7：温热蕴蒸，蕴郁较甚，痰浊蒙闭心窍。

舌形：瘦干。

舌苔：老黄根厚垢。

舌面：干，扪之有津液。

舌质：绛。

病机：温热邪重，逆传心包，直犯心主，灼液成痰，蒙闭神明，故身热灼手，痰壅气粗，四肢逆冷，神昏谵语，脉象细弦滑数。

治法：清心凉营，豁痰开窍。

参考处方：前胡 6g，蝉衣 6g，麦门冬 10g，竹叶 3g，连翘 10g，银花 10g，玄参 15g，菖蒲 6g，郁金 6g，鲜竹沥（冲）30g，又，安宫牛黄丸 1 丸，分两次冲服。

营分 8：温邪已入营分，胃肠实火滞热互阻不化。

舌形：偏瘦中裂。

舌苔：焦黄糙老。

舌面：干，扪之无津液。

病机：温邪已入营分，热陷心包兼有腑实，气营两燔，神昏谵语，身热肢厥，舌謇而言语不利，腹满便秘，溲短且黄，舌绛苔黄燥，甚则浮黑或焦黑，脉象沉涩或沉细滑数。

治法：清营热兼以开窍，攻热结并以通腑。

参考处方：细生地 15g，玄参 15g，蝉衣 6g，僵蚕 6g，片姜黄 6g，丹皮 10g，竹叶 3g，九节菖蒲 10g，生大黄粉（分冲）3g，又，安宫牛黄丸 1 丸，分两次服。若大便 4~5 日未行，或舌老黑时，用紫雪丹 3g 较牛黄丸为佳。

营分 9：温病热郁化火，心肺胃肠皆热，郁热上灼，津液已伤。

舌形：正常，偏瘦。

舌苔：老黄干。

舌面：燥，糙老，扪之无津液。

舌质：绛，尖部尤甚。

病机：温病热伤营阴，心肺胃肠郁热上灼，身热夜甚，心烦躁扰，小便短赤，脉象细数。

治法：凉营养阴，清泄心热，仿导赤清心汤。

参考处方：鲜生地 20g，麦门冬 10g，丹皮 10g，竹叶 3g，莲子心 3g，木通 3g，益元散（布包）10g，灯心草 0.5g，犀角（磨汁）1g 或水牛角 6g 代用。

营分 10：温病日久，阴分过伤，热入厥阴，舌卷而阴囊缩。

舌形：偏瘦，甚则有裂痕，重时则舌缩卷。

舌苔：老黄。

舌面：干燥，糙老。

舌质：绛。

病机：温病日久，阴分过伤，身热夜甚，口反不渴，心烦躁扰，甚或谵语，舌红绛老黄，甚则裂痕缩卷，肝热阴耗，血不养筋，甚或角弓反张，阴囊卷缩。

治法：清营透热，凉肝缓急。

参考处方：细生地 15g，元参 15g，麦门冬 10g，丹参 10g，竹叶 3g，银花 10g，连翘 10g，白芍 15g，木瓜 10g，羚羊角粉（分两次冲服）1g，犀角（磨汁兑入）1.5g，也可以水牛角 10g 代用。

营分 11：温病营热极重，阴液早伤。

舌形：偏瘦，中有裂痕，如人字形。

舌苔：老黄，舌中有红点，且干裂。

舌面：少津，干。

舌质：绛。

病机：热邪深入阴分，耗伤血中津液，故身热夜甚，口反不渴。津伤则舌瘦干裂。老黄乃热郁阳明，腑气不通。脉象多细弦，甚则细滑数。

治法：清营透热，养阴生津，少佐通腑。

参考处方：犀角（磨汁兑入）1g（广角 3g 代用），生地黄 15g，玄参 15g，竹叶 3g，麦门冬 10g，银花 15g，连翘 15g，瓜蒌 20g，茅芦根各 10g。

营分 12：温病营阴已伤，气营不足，多见于老年温病之后期，用药以育阴为主。

舌形：薄，瘦。

舌苔：无苔。

舌面：偏干。

舌质：光绛，红。

病机：温病营阴已伤，舌瘦无苔，光绛且干，脉细小弦数，故身热夜甚，心烦躁扰，口亦不渴，甚则神志欠灵，此气营皆属不足，多见于老年温病后期。

治法：用甘寒育阴，少佐益气。

参考处方：鲜生地 20g，麦门冬 10g，丹皮 10g，竹叶 3g，沙参 20g，玄参 15g，连翘 10g，鲜茅芦根各 15g。

营分 13：温病日久，营分大伤，邪热乍退，而阴伤未复，当以育阴而佐益气。

舌形：偏瘦。

舌苔：无。

舌面：看之似潮润，扪之干燥无津。

舌质：红，柔且嫩，光亮如镜。

病机：温病日期较久，营阴大伤，邪热乍退，而阴伤未复，正气又衰，故舌偏瘦而舌面似潮润，纹理柔嫩，脉象必细小力弱。

治法：育阴益气，甘寒泄热，宗三才汤。

参考处方：天门冬 10g，生地黄 15g，沙参 20g，太子参 6g，玄参 15g，鲜石斛 10g。

（四）血分舌象及用药法则

血分证是温病发展的最后阶段。血分证舌象变化特点，多是舌形与舌质的改变。舌质呈紫绛色，是由红、绛、紫，甚至成瘀斑或瘀点。舌形多是干瘦、干枯、龟裂、起刺、短缩、软、卷缩，舌体歪斜等，为真阴耗竭所致。具体舌象今分述之于后：

血分 1：温病延久未愈，肾阴大亏，心火独亢，虚热上灼。

舌形：瘦薄。

舌苔：黑或干黑。

舌面：干燥。

舌质：红绛。

病机：温病延久未愈，肾阴大亏，心火独亢，虚热上灼，故身热夜甚，心烦梦多，两脉细小弦数，此乃真阴欲竭之象。

治法：泄火育阴，用黄连阿胶汤化裁。

参考处方：白芍 15g，黄连 3g，阿胶（烊化）10g，黄芩 6g，沙参 15g，新鲜鸡子黄两枚（冲）。

血分 2：湿热病后期，湿从燥化，灼伤血络，大量下血（伤寒肠出血）。

舌形：瘦。

舌苔：黑。

舌面：干燥。

舌质：淡白无华。

病机：湿温病后期，湿从燥化，邪毒深入血分，灼伤血络，大量下血而致气随血脱（包括伤寒病肠出血症）。

治法：热盛时，考虑用犀角地黄汤，若属中气不足时，宜黄土汤，用内科方法不足时，可请外科会诊，或早期手术，防肠穿孔。

参考处方：①犀角地黄汤：生地黄 15g，白芍 15g，丹皮 10g，犀角粉（研细冲服）1g，或广角粉（冲）3g，代。②黄土汤：生黄芪 20g，灶心土（布包）30g，白术 20g，阿胶（烊化）10g，黄芩 10g，附子（先煎）10g，炙甘草 10g。

血分 3：温病日久，阴分大伤，肠胃燥结，邪热深入血分。

舌形：瘦，尖。

舌苔：黄黑，有芒刺。

舌面：干燥。

舌质：紫。

病机：温病日久，已深入血分，阴液大伤，胃肠燥结，热邪蕴郁太甚。

治法：凉血育阴兼以导滞通腑。

参考处方：沙参 10g，玄参 10g，白芍 10g，知母 10g，丹皮 10g，麦冬 10g，瓜蒌仁 20g，元明粉（冲）2g，焦三仙各 10g。

血分 4：温热病热伏血分，血络阻滞，阴伤津少，郁热灼津。

舌形：瘦，糙老。

舌苔：黄，略黑，干裂根厚。

舌面：干燥。

舌质：紫，有瘀斑。

病机：温热病，热伏血分，血络阻滞，郁热灼津，阴津受损，脉象多变沉细小数。

治法：甘寒育阴，活血通络兼以通腑。

参考处方：沙参 10g，生白芍 15g，麦门冬 10g，茜草 10g，杏桃仁各 6g，枳壳 6g，大黄粉（冲）1g，僵蚕 10g。

血分 5：温邪深入血分，毒热极盛，热极动风，痉厥之渐，防其抽搐。

舌形：干，瘦。

舌苔：暗黄，有芒刺，状如杨梅。

舌面：干，糙老，暗浊。

舌质：紫。

病机：温邪毒热，深入血分，热极动风，脉多弦细小数。

治法：清气凉营，泄火解毒，以清瘟败毒饮加减。

参考处方：生石膏（先煎）15g，鲜生地 40g，黄连 6g，鲜石斛 6g，栀子

6g，黄芩 10g，知母 10g，赤芍 10g，玄参 10g，竹叶 3g，犀角粉（冲）0.5g，如无货以广角 6g 研冲代用。

血分 6：温病日久，肝肾皆亏，热极化火，深入血分。

舌形：干瘦，龟裂。

舌苔：暗，糙老。

舌面：干焦，无津。

舌质：紫暗。

病机：温病日久阴伤，肝肾皆属不足，热极化火，深入血分，将成痉厥。

治法：用甘咸寒以滋水熄风而制火热。

参考处方：生牡蛎（先煎）20g，生鳖甲（先煎）20g，生地黄 20g，白芍 15g，麦冬 10g，阿胶（烊化）10g。

血分 7：温病日久，已入血分，阴津伤损过重，肝肾阴亏已极，势将虚风内动。

舌形：短缩，偏瘦。

舌苔：黑，干，厚。

舌面：糙老，干燥。

舌质：紫。

病机：温病日久，深入血分，阴津伤损过重，肝肾不足，虚风内动之象。

治法：滋阴养血，潜阳熄风。

参考处方：生牡蛎（先煎）30g，炙鳖甲（先煎）30g，败龟版（先煎）30g，炙甘草 10g，沙参 10g，麦门冬 10g，生地黄 10g，白芍 15g，阿胶（烊化）10g。

血分 8：温病日久，阴伤已极，肝肾虚损，阴竭动风。

舌形：枯瘦而萎，甚则龟裂。

舌苔：黑，干。

舌面：干，糙老。

舌质：不鲜泽，暗。

病机：温病日久，阴伤已极，津液大亏，肝肾虚损，阴竭动风，势已重笃。

治法：育阴增液，折热熄风。

参考处方：生白芍 15g，阿胶（烊化）10g，生龟甲（先煎）20g，干地黄 10g，麻仁 10g，五味子 6g，生牡蛎（先煎）30g，鳖甲（先煎）30g，炙甘草 10g，鸡子黄二枚（先将药煮好，放于杯中，俟温再冲蛋黄）。

血分9：温病经久不愈，深入血分，消耗津液过甚，肝肾阴竭，体弱气衰。

舌形：瘦，薄。

舌苔：无。

舌质：紫暗，色如猪肝。

舌面：干燥。

病机：温病经久不愈，深入血分，消耗津液过甚，体弱气衰，肝肾阴竭，病情危重，大有本不胜病之感。

治法：育阴养液，填补肝肾。

参考处方：生白芍15g，干地黄15g，麦冬10g，阿胶（烊化）10g，生牡蛎（先煎）30g，生龙骨（先煎）15g，沙参30g，西洋参粉（冲）3g。

血分10：温病经久未愈，深入血分，势将发痉。

舌形：干瘦，体斜。

舌苔：无。

舌面：干。

舌质：绛，暗，晦，滞。

病机：温病经久未愈，深入血分，阴虚热生，肝肾亏损，势将发痉。

治法：滋养肝肾，熄风潜阳。

参考处方：炙甘草20g，干地黄20g，生白芍20g，麦冬15g，阿胶（烊化）10g，麻仁10g，生牡蛎（先煎）15g，生鳖甲（先煎）24g。

血分11：温病日久，肝肾阴亏，痰浊内阻，内风扰动。

舌形：短缩。

舌苔：黄腻垢厚，干裂。

舌面：干。

舌质：绛。

病机：温病日久，已入血分，肝肾阴亏，痰浊内阻，内风扰动。

治法：滋养肝肾，以定风动，化其痰浊兼退虚热。

参考处方：干地黄20g，生白芍20g，麦冬15g，阿胶（烊化）10g，麻仁10g，生牡蛎（先煎）15g，生鳖甲（先煎）24g，生龟甲（先煎）30g，钩藤（后下）10g，僵蚕10g，羚羊角粉（冲）1g。

血分12：温病日久，肝肾之阴将竭，正气已衰。

舌形：痿软不能伸出，即伸也不能过齿。

舌苔：灰黑，干涩，暗浊。

舌面：干，无津。

舌质：绛。

病机：温病日久，消耗过度，正气已衰，肝肾之阴将竭，热邪未退，势将正不胜邪。

治法：急滋肾水，兼祛虚热。

参考处方：生白芍 20g，阿胶（烊化，兑入）10g，生龟甲（先煎）12g，干地黄 20g，麻仁 5g，五味子 5g，生牡蛎（先煎）12g，麦冬 20g，炙甘草 10g，生鸡子黄二枚（冲），生鳖甲（先煎）12g，西洋参粉（冲）3g。

血分 13：温病末期，阴阳两衰，气阴将竭，正气难复，病势深重，大有本不胜病之感。

舌形：卷缩。

舌苔：灰黑。

舌面：无津。

舌质：紫青暗，无光泽。

病机：温病久治未愈，阴阳两衰，气阴将竭，病情危重。

治法：育阴增液，兼以益气。

参考处方：白芍 20g，阿胶（烊化，兑入）10g，生龟甲（先煎）12g，干地黄 20g，麻仁 5g，五味子 5g，生牡蛎（先煎）12g，麦冬 20g，炙甘草 10g，生鸡子黄二枚（冲），生鳖甲（先煎）12g，西洋参（研冲）10g。

三、验齿

验齿包括检验牙齿和观察齿龈两个部分。它是温病学独特的诊断方法之一，是清代温病大师叶天士发明的。他在《外感温热篇》中指出："再温热之病，看舌之后，亦须验齿，齿为肾之余，龈为胃之络，热邪不（初）燥胃津，（久）必耗肾液"。明确指出了验齿查龈在温病诊断中的作用。中医的认识，齿为骨之余，肾家所主。胃之络脉通过齿龈，故曰龈为胃之络。由于生理的密切联系，病理上当然相互影响，温病热邪伤胃津，而肾主五液，久病则肾液必耗，胃热上灼则牙龈肿痛，胃津久伤则肾气受损，所以说都可以从齿龈和牙齿反映出来。因此，临床上通过验齿，可以判断病位之所在，邪热之轻重，肾液之存亡，从而辨病之虚实。总之验齿是考察先后天精血阴液伤失的程度，为检验温病的胃热及肾阴虚衰的重要办法。

（一）验齿

主要看前板齿及两侧，以门齿为主。正常人的门齿（前板齿）应是潮润光泽的。温病过程中，由于热邪伤津，津液不足，牙齿失其濡润，而出现牙齿干燥，由于病机的不同，病理变化深、浅、轻、重不同，牙齿从光泽渐变成干燥、枯燥或干如枯骨等程度不同的区别。

1. 齿光燥如石

特点：齿面干燥而有光泽。病机：津液不足，或津不上布。辨证：多见于温病气分阶段，以胃热津伤为主，由于胃热盛而津液受伤，牙齿表面失其濡养故见板齿干燥，是轻度干燥而有光泽，此时病情尚不过重，只是胃热，尚未伤及肾阴，所以说干燥而有光泽。临床伴有其他胃热见证，如口渴、汗出、烦躁、脉洪数，身热重等。治疗以清胃热生津液为主。

若温病初起见到前板齿干燥，多是素体肾阴不足，温邪侵袭肺卫，肺卫失宣，三焦不畅，气机不调，导致津液不能敷布。可用疏卫宣调方法，卫气疏、三焦畅、气机和则齿燥自愈。

2. 齿燥如枯骨

特点：牙齿干燥无光泽，状如枯骨。病机：津液大伤，下元不足，肾精枯竭。辨证：见于温病后期，津液大伤，热灼肾精，肾主骨生髓，齿乃骨之余，肾精严重亏损，髓不充，肝肾亏竭，牙齿得不到濡养，必然干枯无光泽，治疗宜填补真阴。

（二）验齿龈

验齿龈主要观察齿龈的情况，或肿痛，或溃疡，或出血等。

1. 肿痛

牙龈肿痛，多是胃与大肠之风热，根据脉舌，当以疏风清热，治在肺胃。或用漱口药漱口利咽。可用生石膏30g先煎30分钟，加入薄荷（后下）6g，俟冷漱口，不可下咽。

若属湿邪较重，牙龈肿痛，可用花椒或川椒10g，荜茇10g，煎浓汤30分钟，加醋10g，俟凉漱口，不可下咽。

若属龋齿可转牙科处理。可暂用清胃散、锡类散、绿袍散外敷止痛，每次

1~3g 外敷。

2. 溃疡

牙龈溃疡，一般是属于胃热，可用疏风清胃热方法，如凉膈散之类，外敷清胃热药物。如清胃散等皆可用。

若是长久溃疡，脉濡舌胖，气血不足者，可试用养胃和阴方法，如八珍汤之类。一定要注意饮食生活。嘱患者，禁食辛辣、油腻等热量较高的食品。一定做到每晚只喝粥二两左右，保持胃热不再加重。

常久牙龈周围脓肿：首先要询问病史，多属经常吃零食，尤其是晚饭后吃东西，或有素体肾虚，虚热化火者。必须以六味丸每早晚服。服药之外，要求病人，晚上少食，早晨起后增加锻炼。

3. 出血

①出血多，色鲜红，齿龈肿痛多为胃热迫血分。仍需检血，考虑血液疾病。②出血量少，血色淡，龈部不肿或微痛，或麻木，除查血分析，也可按肾阴不足论治，由于虚火上炎，虚热灼伤血络，血不循经外渗。治疗可用滋阴泄热方法，如滋阴降火汤。也有可能，本是肾虚阴伤，虚热灼阴，患者不能配合医嘱，而自行服增火之药，而造成痼疾。如喜饮酒，睡眠少，经常饮食辛辣之味，又不运动，胃热过重等全可导致牙龈出血。

四、辨斑疹、白㾦

（一）辨斑疹

斑疹是温病中常见的体征之一，在温病诊断上占有很重要的地位，通过辨斑疹的色泽、形态、分布及疏密等情况，可以诊断病情的轻重，邪正之盛衰，同时可以估计疾病的预后，从而提供治疗依据。

发斑和出疹在温病中可同时并见，故常称之为斑疹，但二者形态不同，病机亦异。

斑形呈大片，不高出皮肤，扪之不碍手，压之不退色，斑出无一定顺序，以胸腹四肢为多见。

疹形如粟米，高出皮肤，扪之碍手，压之多退色，疹出有一定顺序，疹退脱皮。

斑的形成，由外感温热，阳明受病，内迫于血，灼伤血脉，迫血妄行，发于肌肉所致。

疹乃外感风热，太阴受病，内迫于营，血络瘀阻，外发皮肤所致。

温病过程中见到斑疹标志着病邪已深入营血。斑疹的出现说明邪有外达之机，宜见但不宜多见。临床时通过观察斑疹的色泽、形态、分布等情况，以了解邪正的盛衰，病情的轻重。

斑疹的色泽：红活荣润表示邪气不盛，正气不衰，为顺证；色红不深为热毒轻浅；深红紫赤为热毒炽盛；色黑则热毒极甚；光亮为气血未衰；晦暗是气血衰败，预后不良。《千金方》谓斑疹黑色者，九死一生。

斑疹的形态：观察斑疹以形态松浮与紧束判断疾病的预后。凡松浮洒于皮面，此为热毒外达，是顺证吉象。凡斑疹紧束色深有根，此热毒痼结，为逆证凶象。

斑疹的分布：斑疹分布的稀疏与稠密可以反映邪毒的轻重。稀疏朗润表示热毒轻浅为顺证；稠密色深融合成片表示热毒深重为逆证。

疹出程序：先以头面、耳后、项、胸腹背、四肢，最后手足心为顺。若乍出乍没，不能顺序而出均为逆证。

斑疹的脉证：温病发斑疹，是机体病理变化的反映，随着斑疹透发，脉舌证上均有不同的表现，因此在辨别斑疹时一定要参考脉舌证综合分析，有助于判断病情。斑疹透发之前，出现壮热、烦躁、舌绛、苔黄、胸中闷满异常者为发斑之征；高热，烦躁、无汗、目赤流泪、舌绛，苔白、胸闷、咳嗽等均为发疹之兆。斑疹透发之后，顺证为脉静身凉，神清热退，身有微汗，外解里畅，阴阳调和。逆证：高热不退者为逆，此属邪气太盛，里热不清，阴津亏损，水火不济；神昏肢厥者为逆，此属正不胜邪，邪热内陷心包；脉不静而躁急者为逆，此属里热尤盛，邪迫营血；出而不透，大便干结者为逆，此属阳明热毒壅滞；疹出腹泄不止者为逆，此属热毒太盛，下迫大肠；疹没体温骤降者为逆，属于正气衰败。现概括如下。

红活荣润者为顺，紫黑晦暗者为逆。

松浮无根者为顺，紧密有根者为逆。

稀疏朗润者为顺，稠密成片者为逆。

脉静身凉者为顺，高热脉急者为逆。

神清热退者为顺，神昏肢厥者为逆。

疹出便调者为顺，腹泻过度者为逆。

疹出透畅者为顺，乍出乍没者为逆。

斑疹的治疗原则：斑宜清化，疹宜透发。陆子贤说："斑宜清化，勿宜提透；疹宜透发，勿宜补气"。治斑——清气凉血化斑，方如化斑汤之类；治疹——凉营透疹，方如银翘散之类。去豆豉加细生地、丹皮、大青叶，倍元参。治疗斑疹应酌情加用清热解毒，养阴生津之品。热郁不宣者可用升降散疏化之。

治疗斑疹的禁忌：①忌用辛温药：斑疹的出现是温热邪气内窜营血，治疗当以寒凉之品，切忌辛温发汗法，因温热蕴毒而发斑疹，若再用辛温则助热伤阴，必导致昏迷、吐衄。②忌用壅补药：斑疹外透说明邪有外达之机，治疗应因势利导，宣通气机，达邪外出。若甘温滋补之品，既能阻塞气机，又能助热增火，使气血壅滞，热毒内陷而邪永无出路，必致邪陷心包。③忌升提药物：温毒蕴热发于营分，阴津大伤，势将内陷心包，发为昏迷。若再用升提是火上加油，使气血上并，阴液下竭，造成神明逆乱咳呛吐血。吴鞠通在《温病条辨》中说，忌葛根、升麻、柴胡、羌活、三春柳等升提药物。④忌大泄：温热蕴郁不解发为斑疹，此属温毒蕴热，如数日不大便，若腹中无满燥实坚等承气证，且斑疹出而不畅，可用轻微通下，以疏调气血，透出邪热为主，切忌用苦寒大下，因斑疹外透，需正气鼓舞，若纯用攻泄之味，可伤阳气，阳伤正衰则邪气易内陷入里。⑤忌过用苦寒之品：斑疹乃温毒蕴热迫于营血，温热病刻刻顾其津液最为重要，当滋水制火补阴津之不足，若纯用苦寒，苦有燥性，寒则壅涩气机，用之无益，反为害也。

（二）辨白㾦

白㾦是湿热病的特殊体征。在湿温、暑温、伏暑病中都可见到。

1. 形态

形如粟米，高出皮肤，状如水晶，内有淡黄色浆液。一般出现在湿热病一周以后，多见胸膺及上腹部，四肢少见，一般说数量不多，数十至数百个，偶有大片出现者，多见于年轻体壮，湿热邪盛者，溃后有浆液不多，退后皮肤脱屑，不留斑痕及色素沉着等。

应注意与水痘鉴别，水痘多见于小儿，水痘大于白㾦几倍。水痘多是三代并存（大、中、小三类），白㾦是一片形态一致细晶莹小泡，成批出现，一批消退，一批再现。

2. 成因

湿热之邪留恋气分，湿遏热伏，郁蒸肌肤，连成一片。

3. 治法

本为湿热蕴郁发于肌表，正邪皆盛之象，治之以清化湿热，疏解卫气，以减湿热郁积，常用透热化湿，宣畅气机，可用薏苡竹叶散，或三仁汤等皆可。饮食禁忌特为重要。

4. 诊断意义

湿热病或湿温病中出现白㾦，标明是湿热邪气留恋卫气之间，说明湿热邪气有外出之机，在湿热病或暑湿病及湿温病中，根据白㾦的形态，可辨别湿热病的邪正消长情况。我们常见的有以下两种。

（1）正常白㾦：晶莹光亮，颗粒饱满，浆液充足，密而不过多，此湿热外达，气血充盛，随着白㾦的透发，病者症状如发热，胸脘满闷，腹中胀满，周身酸楚乏力，皆有减轻之势，预后良好，治以清化湿热，分利三焦，淡渗祛湿。

（2）枯㾦：㾦出空瘪，内少浆液，光亮程度不够。这种湿热病患者，多为素体薄弱，气阴大伤，㾦虽出现而症状不减，身热，胸闷，乏力，脘痞不轻，烦躁心烦不去，此为正不胜邪之征。预后不良，医者特当注意。治疗时仍需以清化湿热为主，但用药要轻，因体质过弱，湿热蕴郁不解，如脉象力弱，面色淡白，舌白质淡，气短乏力加重时，当考虑中气不足，湿郁不解，酌情略加益气之品，但不是甘温益气，更不是桂附温阳。是在清化湿热的基础上，酌加一些益气之味。如三仁汤中加用焦薏米、茯苓皮、生白术、生山药、冬瓜仁等。若舌红口干渴者加北沙参 10g，麦冬 5g，五味子 3g。也可以增加些牛奶、百合粉、藕粉等。

五、辨温病脉象

诊脉是中医四诊之一，对温病来说，切脉也是温病诊断中不可缺少的一部分。先父赵文魁的《文魁脉学》里讲的很清楚，脉分浮、中、按、沉四部，恰好配合温病的卫、气、营、血。三菽之力候浮脉，六菽之力候中脉，九菽之力候按脉，十二菽之力候沉脉。浮中以候功能方面的疾病而按沉则候实质方面疾病。中医诊断疾病靠脉、舌、色是客观的依据，离开了它，没有办法确诊一个证或一个病。通过诊脉可以了解病邪的性质，病位的浅深以及邪正消长等情况。今提出有关温病的常见脉象。

1. 浮脉

是指病邪在卫分，病邪肤浅的意思，用手按至寸口，以三菽之力即得。菽指绿豆也。

（1）特点：轻取即得，按之不足。所以在脉经里讲，"举之有余，按之不足"，意思是说浮脉的形象是按之不足，而把手轻轻的举起时，力量明显增强，所以崔氏称它是"如水漂木"，也讲的是按之不足而举之反有余。

（2）形成：浮脉表示正邪相争，气血充于体表所致，邪来很盛而正气又足的现象。

（3）主病：温病主要是邪在卫分，是病从口鼻而入。受风邪、感寒邪或伤寒病都是皮肤受风或受寒而来主表证。但是检查疾病必须看兼脉，由于兼脉的不同，病机也因之而异。总之浮脉是病在表位。

（4）分类：

浮数：指温邪侵袭卫分，温邪从口鼻吸受而来，正邪交争，气血充盛于卫分，由于肺卫蕴热，血行加速，故在浮位又加一个数脉，治疗时可用辛凉清解的方法，如桑菊饮、银翘散等。

浮滑数：浮是邪在表位，或是在卫分，滑脉主痰，李时珍在《濒湖脉学》里讲"滑则为痰，是阴中之阳脉"，是说痰、湿、水、饮一类皆属阴邪，且是有余有形的疾病，故又称阳。我们诊断痰饮类的疾病都从滑来定。滑数相见就说明是痰热一类有形的疾病了。浮滑数并见是称它为在卫分内有痰热，或温邪在卫分又兼有痰热。治疗时除治卫之温热邪气外还要加上治痰的药物。

浮滑细数：在浮滑数的基础上又加了一个细脉，在诊断时就完全不同。细为血少阴伤，叶天士说"细为脏阴之亏，数乃营液之耗"，这两个脉加进来，说明这个温病目前是以阴伤为主，这个数脉虽然也是热，但是阴伤津少是主要的，单用清法是不可以的，必须首先考虑阴伤，在治疗阴不足的基础上，再行清热。也就是说这种阴伤的温病当以滋阴为主，兼以清热。若是错误的把细数看成是浮紧而用辛温解表，就大错而特错了。

浮滑细数间有促象：这是在前条基础上，一种是有痰热郁结，必须参考舌象。再一种就是误用泄下之品，中气受戕，痰热不减。又有可能是心气不足，应参舌证仔细考虑。

2. 洪脉

是指温邪在气分的脉象，一般说是气分热，主阳明实热之证。

（1）特点：指脉搏的形态是来盛去衰，如波涛汹涌。脉形如勾，表示来有力而去力弱，洪脉比较宽大而力量差，尤其是去衰要体会清楚。

（2）形成：洪脉多在中取，正好是气分的脉象，是正邪剧争，气分热盛，热邪鼓动气血，气血涌于体表，内热外达之象。

（3）主病：多见于肺胃气分热盛，所以有大热，大渴，汗出，脉象洪数。在伤寒认为是白虎汤证。在温病也是阳明气分热盛之象，原则以白虎为主，根据具体情况，若阴分已伤当考虑阴津的不足，酌当加入甘寒育阴之品；若属中气渐衰可酌加益气；若大便秘结，舌黄根厚，腹中满胀可酌加通腑之药；若肺气不宣可加入宣肃肺气之品。总之洪脉是阳明气分之热脉，但要懂得，热的后面有气虚与不足，洪脉是来盛去衰（不是纯实证），千万小心。

（4）分类：

洪实而数：是温热邪气侵入足阳明胃经，胃为多气多血之腑，正气充盛，正邪交争剧烈，热邪蒸腾于外，气血涌于体表，故见脉洪实而数，蕴热迫血加速跳动数实有力，正气尚足，故高热，汗出，口渴，当用大清气热的方法，方如白虎汤。若时间较长，正气削减，则脉象即出现虚软或濡软而力弱，症状必见气短乏力，就要考虑正虚。

洪大而数：是阳明热盛之极，洪是阳明热象，大是中气不足之象。是洪实的反面，是说明洪数的热象之外，又有中阳不足之象，移时就可以产生洪濡而虚了。此时不可以单纯想用白虎，可能当考虑补正，切需注意。

洪滑而芤：此脉是洪滑有力发展而来的，由于阳明气热未解，脉象仍见洪滑，由于邪热耗损津气，气津大伤，所以脉象逐渐转成芤象。芤脉也是濡软而中间空洞的样子，意思是说洪大而滑的脉，按上去是脉体虽大而有空虚之感。治疗当清泄气热，兼以补益中气，方如白虎加人参汤。

3. 濡脉

是代表湿邪的脉，也是属于气不足的脉，因为湿阻气机，气机行动不畅很像气虚。本脉是在按中始能体会清楚，故代表按部的脉象。

（1）特点：李时珍认为濡脉"即緛字"，也是软弱的形态。吴鞠通在《温病条辨》中说，濡脉是按之模糊不清，是指脉形边缘似宽，其力柔软，比一般脉形宽而边缘不太清楚。确实是轻取相得，按之似不明显。但是必须从轻取下按，从按再回到轻取，始能体会，濡脉之柔软，似边缘不清楚。不像洪脉、滑脉等边缘很清楚。李时珍说似"帛在水中"，也是"看之似宽大，而按之不清楚"的意思。

（2）形成：本脉代表湿阻的脉象，湿邪重浊黏腻，阻滞气机，湿邪困阻，气血循行受阻，诊之似濡软缓迟，翩翩然行动不利，湿恋难解之貌。再有气虚之人，中气不足患者，脉象也能出现濡脉，此是中气虚弱，脉道充盈不够，脉搏鼓动无力所致。

（3）主病：多见于湿邪阻遏气机之病人，尤其是湿温病。湿重的病人，主要见濡脉，再有久病或老人中气不足的患者也可见到。

（4）分类：

濡软且缓：是湿温病湿重于热者，湿邪偏胜，气机阻遏较重，气血因湿阻行动不利，故脉形是濡软。湿为阴邪，湿主寒类，故脉缓慢而力弱。病人必乏力，胸闷，气短，舌白苔腻滑润，治之当着重在湿。

濡软而按之略数：濡软是脉形较宽，软是无力，均属湿阻之象。为什么按之略数？这种病人，是湿邪虽中阻，而内热仍重，故在按沉的阶段明显看出内热的景象。多见于湿热并重。在舌诊时一定看出白腻苔的基础上，舌质是偏红或正红。所以说，舌苔主功能，脉的浮、中也主功能；舌质主实质，脉的按沉部位也主实质。治之可先以藿朴夏苓宣化湿浊再行清利。

濡滑而沉取弦数：濡滑脉一定主湿痰，因濡是湿脉，滑主痰疾。沉取弦数说明本病内有郁热，因弦脉主郁，而数乃热象。沉脉主里，沉为血分实质，所以说内蕴郁热。舌必白腻厚而舌质红，甚则舌质干，苔糙老。治之可用三仁汤加竹叶、滑石、生甘草等。

濡软缓而按之无力：濡软缓明显湿阻过甚之象，今按之沉取无力，这全说明是湿阻较重而正气不足，治之当观察舌、色及症状等，可考虑气分不足方面。但是切不可过于甘温补中，因本病属于温病，如过寒可暂用温阳，如正气衰可酌情少佐益气，防其温热过炽，不利于病也。

4. 沉脉

是指部位而言，是病入血分的象征，从卫气营血看是温病最后阶段，也是比较沉重的阶段，此时当用加减复脉汤或三甲复脉汤。

（1）特点：文献记载：如绵裹砂，内刚外柔，如石投水，必极其底。沉是浮中按沉最后的一阶段，必须重按始得，轻按没有。

（2）形成：沉脉形成的原因，多为气滞血瘀，血液循环过差，或里有实邪阻滞，正气不足，脉搏鼓动无力。

（3）主病：沉脉主里证，陈坚积聚，阻遏气机，水饮停留，或寒饮不化，根据兼脉定其虚实或瘀滞。沉而有力主里实，沉而无力主里虚。

（4）分类：

沉实有力，两关独盛：阳明腑实内结，肝胆郁热遏阻。

沉涩有力，按之带弦：气机郁结，肝郁血虚，两胁刺痛，或瘀血内阻，气机不调。

沉细弦滑：沉则主里，细为血虚，弦乃郁象，滑则为痰。病属血虚痰郁，木土不和。

沉迟且涩：血少精伤，寒湿不化，病已日久。寒湿气滞，陈痼癥瘕，当需温寒化瘀通络之法。

沉涩无力：均是正虚寒阻，气血不足，无力推动邪气，气滞寒凝，阻滞不行。须温寒益气，甚则桂附姜辛以温通为先，缓则益肾温补命火。

沉脉多见于中虚气弱，或脂肪过多，肥胖之体，或中虚水饮停留，水湿不化之证，或属暴怒之下，气分郁闭等。若是血瘀，寒湿久凝等，皆当温通为主，也不可以过度热补，防其不测。

5. 缓脉

是指脉搏往来缓慢，心率亦缓，但没有停跳。

（1）特点：正常人的脉象是缓濡调和带有滑象，脉来往有神。病理性的缓脉是缓慢有不足之感。虽然也是脉跳一息不足四至半，但跳动较弱，速率较慢，近似迟脉。

（2）形成：缓脉的形成，都是气机受阻，脉道气血运行不利。一方面是湿阻气机，如湿温之缓脉，另一方面多是正虚，脾胃虚弱，气血生化能力不足，气血两亏，脉搏鼓动无力。

（3）主病：湿邪阻滞气机，湿郁不宣，寒湿遏阻，正气不复。如湿温、寒湿、水饮、血蓄不化等，或虚人挟湿，或湿邪阻遏，脾胃运化无能，久则成寒湿证等。

（4）分类：

缓而滑濡有神：正常之脉，表示气血调和，中气未伤，脾胃运化功能正常。

缓而沉弱无力：沉则主里，弱乃气血虚衰，缓脉是正气不足或湿阻中阳，均是正虚湿遏，气血虚衰之证，当温养之。

缓滑沉迟：这是正虚，湿邪阻遏，下元不足，命门火衰，且有寒痰。治当温阳益火化其寒痰。

缓濡而沉取略滑似急：缓濡肯定为湿邪阻遏气机，沉脉主里，滑似急说明在内部尚有热象。正好是湿温病，热伏于内，湿阻于中，缓为气受湿阻，参考舌证，定其病之阶段，再予治疗。

缓弱无力：此属中虚气弱，脾胃运化不足，当益气补中方法。

6. 弦脉

是形容脉来弦直而长，如张弓弦之象，多是郁证。

（1）特点：脉搏挺然直下，左右弹人手，如按琴瑟之弦状。结合兼脉决定是郁、血虚、肝旺、疼痛病等。《濒湖脉学》说"单弦为饮，双弦主郁"。

（2）形成：凡属郁结，血虚，血脉失养，肝旺火升，恼怒之后等，全能看出是弦脉。

（3）主病：弦为肝脉。弦脉多为气郁之征。肝胆抑郁多为弦脉。弦主疼痛，单弦主饮邪，双弦为肝郁。停饮停水也出现弦脉。

（4）分类：

弦滑细数：弦则为郁，滑脉主痰，细为血少，数乃热象，此脉多是血虚肝郁，内有痰热，治疗当用清痰热，养血舒郁为主。

弦细缓濡：弦细是血虚阴伤之象，缓脉多湿，濡为湿郁气分不足。这是湿温病，湿邪留恋气分，湿邪内阻，气机郁滞不畅，细缓是湿邪与郁热结合。这种脉象在湿温病中是常见的。

弦劲而数：这种脉象，多见于血虚阴伤，肝阳过亢。老年动脉硬化，高血压血管硬化症都出现这种脉。

弦劲搏指：是形容脉搏跳动有力，此肝经热炽，肝风内动，多是高血压、动脉硬化。治疗当凉肝熄风。

弦滑数：一般病中是痰热内蕴，在温病中也是痰热蕴郁之象，必须急治，最易蒙蔽清窍，导致神昏谵语。

7. 滑脉

指脉搏往来滑动，如珠走盘。李时珍认为，滑脉是阴中之阳，是阴类而又是有形之品。主痰、食、积滞之疾，凡是痰病脉象多滑。

（1）特点：滑脉主痰，又主食积，凡妇人妊娠脉形多滑。所谓阴中阳，如痰饮之疾是水湿痰积，故谓之阴，因为水湿、痰积全是有形之体，故又称阳。妇人怀孕本属阴类，因胎儿是有形之体，故又称阳。

（2）形成：因实邪过盛，故脉形往来流利，如珠走盘。因为气实血涌，往来流利故脉形为滑。妇人妊娠也是气血过盛的表现。

（3）主病：多见痰热邪实之证，正常人和孕妇亦见脉滑。

（4）分类：

濡滑而数：湿热交蒸，痰热内蕴，濡为湿邪，滑脉主痰，数乃热象，所以称它是痰湿蕴热，互阻不化，暑湿蕴热挟有痰浊之象。治之当以清化湿热兼利痰浊。湿温病见此脉时，是湿热俱盛，挟有痰浊中阻，防其痰蒙清窍。

弦滑而数：弦脉主郁，滑则属痰，数脉热象也。在内科见本脉多是痰热内郁，或是素体痰湿较盛，又有肝经郁火，故有头痛、胁痛、咳嗽痰黏等症。

滑弦细数：滑是痰浊，弦脉是郁，细为血少阴不足，数脉是热邪。总之，是血虚肝郁痰湿中阻，多是肝阴不足，痰热内蕴之象。治之以清肝热、化痰浊之法。

六、辨温病常见症状

在温病的发生发展过程中，因感受邪气的性质不同，各个阶段的病理变化不同，故产生多种多样的临床症状，有的近似，有时难以分清，但病因病机有异，可是病因病机近似，而临床所见的症状又两样，脉、舌、色、证反映出来的症状也不一样。因此鉴别温病及辨证用药非常不易，其中尤以辨发热、恶寒、头痛、汗出、口渴、呕吐、神昏、大小便、惊抽、厥逆等更是重要。

（一）发热

发热是温病中最常见的症状，也是各种温病所必有的，没有发热就不可能称之为温病，在中医讲发热，不仅指客观指标的体温升高，也包括患者的主观感觉。

导致发热的原因很多，主要是感受温热邪气，在卫、气、营、血各阶段体温均有不同程度的升高。到了温病后期，亦可因机体本身的阴阳失调引起发热。下面就具体情况讨论发热的形成机制，以及对它的辨证。

1. 发热的机制

为了更清楚地理解病理性发热的产生，必须了解生理体温是如何维持的。人体在正常生理状态下，体温是恒定的，从不表现发热，主要是阴阳处于平衡状态。阳气的温煦，阴液的制约，水火相济，阴阳平衡，肺卫司开合，三焦利水道，故体温恒定。

人体各脏腑、各组织器官一定靠阳气的温煦，使之不寒，同时又要有阴液的濡养，以制约阳气，使之温而不热，阴阳处于动态平衡之中，从而维持正常的生理功能。

对于这种阴阳平衡的调节，卫气发挥着重要作用。《内经》说："卫气者，所以温分肉，肥腠理，充皮肤，司开合者也"。卫气对阴阳的调节，主要是通过司开合作用实现的，当体内热多时，汗孔开泄，散发多余的热量，当阳气不足时，汗孔闭合，保护阳气不致外散，从而维持体温的恒定。

发热的产生是机体的阴阳平衡破坏，阴阳失和所致。《素问·阴阳应象大论》说："阳盛则热，阴盛则寒"。发热的产生即是阳气偏盛的结果。导致阳盛发热的原因有以下几个方面。

（1）外感温热邪气，从口鼻吸受而来，热邪郁久，蕴以化热，正邪相争，功能亢奋，阳热过盛，故发热口干渴，脉浮数或滑数。

（2）风寒袭表，表气闭遏，卫阳被郁，开合失司，阳郁而发热重，络脉失和故周身关节酸痛。

（3）阴液亏损，水少火升，阳无所制，阴虚则阳亢，亢则化火热生，故口干渴心烦，脉象急数，舌红、津少，必当养阴滋液为主。

（4）邪热炽盛，温乃热邪，热则灼阴，阳盛阴必亏损，阴不足也助邪热生，邪热与津液不足，故发热难以速平。

（5）痰热化火，温邪必伤阴液，阴伤则阳热亢，素体痰盛，外热一陷，里络就闭，轻则高热神不清，重则神昏谵语，皆属痰热蒙蔽，治之必以开窍清热方法。

（6）积滞腑实，温热蕴于气分，气热阴液过伤，糟粕积滞互阻，形成腑实，腑热上蒸则神昏谵语，舌必垢黄且厚，可用承气汤加味。

从临床分析，温病的发热有虚实之分，实证、火热、有余之发热，多在温病的初中阶段，必伴有体温升高，这是正气足驱邪的表现。但是也必须看到发热毕竟是病理过程，会消耗人体正气，损伤津液，有时甚至导入不良后果。

虚热多见于温病后期，邪气已退或邪少虚多，余邪留于阴分，由于阴津大伤，阴虚不能制阳而阳气偏亢产生的发热。这种热不一定都有体温升高，即使有体温升高，也多表现低热，或低热持续时间较长。当然，也有时虚证之中忽又反复，或又引起其他慢性病的发生等，也可以见到阴虚而阳热炽盛的虚实夹杂证，治疗上就应当仔细辨证分析与用药，否则就可转成坏病。

2. 发热的辨证

在温病的过程中，由于感受邪气的性质不同，包括了传染性疾病及感染性疾病等，根据病邪的侵犯部位不同，在不同的病理阶段，即出现不同的热型，鉴别这些热型的性质对温病的辨证有很重要的意义。但是并非是辨证的唯一标志，要结合全身情况综合分析，方能做出正确的判断。

（1）发热恶寒：是温病初期邪在卫分的特征性表现。

特点：发热与恶寒能同时存在，一般说发热较重而微恶寒。恶寒的时间短，这种恶寒是由于温邪热郁于内而起，热郁于内，肺气不宣，卫分不舒故感恶寒，《内经》的"病机十九条"中所说寒栗如丧神守者皆属于热。温邪的身热恶寒必舌红，口干，脉象以数为主，且咽红喉咙痛，这是热邪，治疗必以清解为法。

病机：温热邪气侵袭卫分，肺主卫主皮毛，故恶寒发热，卫气郁滞不能泄越故外热，卫气抗邪不能温养肌肤则恶寒。温病的发热恶寒与外感风邪或皮毛受寒邪之发热恶寒根本不同，故治疗亦异也。

（2）寒热往来：是邪在少阳的表现，是枢机不利，当调解疏化。

特点：恶寒和发热交替出现，发热时不恶寒，恶寒时不发热，似有定时。

病机：温热邪气，郁于少阳，正邪交争，枢机不利。这是指正邪交争于枢机之间，导致气机升降出入失调。正邪互不相容，阳盛则发热，阳郁则恶寒。往往热郁于内无路外达，邪气闭遏，不能通达于外。从脉看来多是弦数，舌红口干，小便赤红等。

（3）壮热：为高热气分热盛之貌。

特点：所谓壮热者，一指邪盛，二指热度高。病人主观感觉恶热，身发热不恶寒，用体温计量之在39℃左右。

病机：温热邪气入于气分，正盛邪实，正邪剧争，人体功能活动亢奋所致。

（4）日晡潮热：为阳明腑实证的热型。

特点：日晡属申时，相当于下午3至5点，每到此时热度升高，像海水涨潮一样，有定时，故称之为日晡潮热。当然也不局限于此。

（5）身热不扬：这是湿邪困阻的一种热型，湿温是这样，还有其他的疾病也是这样，应当细致地分析。

特点：①体温虽高39℃左右，而患者自己感觉并不明显，试体温表是明显高热；②体温虽然39℃左右，初扪之皮肤不太热，甚至手脚发凉，久扪之则灼烫；③病人主观感觉寒热不清；④患者明显感觉乏力，很似气虚之人。

病机：湿热之邪，郁蒸于气分，热蕴湿中，不能外扬，必然反映发热。湿为阴邪，水为寒类，寒则凝遏，故发热又受湿邪阻遏，所以身热不扬。

（6）身热夜甚：昼为阳，夜为阴。白天属阳故一般发热多在昼日，夜为阴，故病在阴分时发热则在夜间。

特点：凡夜间发热，必在阴分，所谓之身热夜甚，是说明白天也发热，而夜间明显增高，这种热型，表示病在阴分、血分。是属于阴方面的疾病，所以发热在夜间，中医的术语就叫"身热夜甚"。

病机：身热夜甚的病机有两种解释。①温热邪气，入于营分，损伤营阴，夜间属阴，自然之阴可助人体之阴，阴得阴助，抗邪有力，正邪相争，故夜间发热较重。②卫气昼行于阳，夜间行于阴，热郁则热自内发，故发热，夜间又属阴分，故夜间明显热重。

（7）夜热早凉：这类热型是见于温病后期。

特点：是夜间发热而早上热退。这种热退不是汗出热退，发热时热度也不高。

病机：温病后期，阴液不足，余邪伏留阴分，夜间阳入于阴，体内的阴不制阳则发热。白天阳出于阴，体内的阴阳尚能维持平衡，故不发热。因本病不是发热汗出退热的表病。吴鞠通《温病条辨》说："夜热早凉，热退无汗，热自阴来，青蒿鳖甲汤主之"。

（8）低热：是温病后期的一种热型，它表示温邪伤阴过度，阴不足故有低热，或病温之后，体力过度消耗，慢性病又渐复发，或早已痊愈之结核病等复发。

特点：体温不超过38℃，或体温不高而病人自觉发热，手足心发热或五心烦热，发热的时间比较长。

病机：可能有以下几种情况。①温病后期，肝肾阴虚，余邪留恋不去。邪少虚多，邪热本不是太重，而正气已衰，正邪相争，故虽有发热但并不高。②邪气已去，阴液耗损，阴虚则阳亢，阴阳不能平衡，故能引起发热。因为手足心属阴，手少阴心经通过手心，足少阴肾经起于足心，故阴虚发热时，尤以手足心发热为明显。③温病后期，肺胃津伤，余邪留恋，一时阴气未复，总有低热或手足心发热的感觉。④常常在临床时看到，温病初愈，身热又作，脉象细数，找不到其他原因，是慢性疾病因体质一时性低弱，而旧病复发，如结核病、肿瘤等。

总之，温病中常见的热型，归纳起来是，卫气证的发热，类型虽然不同，但总的原因都是外邪侵入机体，由于正气驱邪外出产生出来的保护性的反应，性质多是实证。营血证的发热，既有邪盛正虚的实，又有邪少虚多的不足，若体弱正虚之人，低热不退，应多方面考虑。

（二）汗出

1. 汗出异常的机制

首先应当讲清汗液的形成。汗液属于五液之一，是津液所化生，中医谓："阳加于阴谓之汗"。这也说明汗是阳气蒸化津液，出于体表而形成。

健康人出汗，是排泄废物，新陈代谢，水液分泌，散发热量，以调节体温。

但病理性出汗，既可伤阳气，又能伤津液，所以在临床上，尤其是温病中特别注意汗之有无，汗之多少，汗之性状，根据出汗情况以判断病情，预测转归。

2. 汗出异常的辨证

（1）无汗

①风热郁于卫分：其特点为无汗与发热恶寒同时并见，但舌红口干，苔白津少。病机为风热侵于卫分，卫阳被郁，开合失司。但温为阳邪属热，热邪上蒸有时额头也可能出些汗，这是热汗，非其他的汗出。

②营阴不足，热灼津伤：其特点为温邪热灼津液，津不足必口干渴，津液大伤则渐入营血，阴伤津亏故皮肤灼热无汗，脉渐细数，舌红尖绛。病机为温邪深入营血，营阴被劫，无液以作其汗，当增液顾阴。

（2）有汗

①时有汗出：多见于湿热病人或暑湿患者，有时因热郁渐重也阵阵躁汗出。特点是阵阵汗出，汗出而不是大汗淋漓，自觉因心烦躁动，阵阵汗出矣。病机为暑热蕴郁伏于内，湿浊中阻，热蒸湿动，分泌津液。热郁于内，温热上蒸，阵阵汗出，此为热汗。

②大汗（汗出量多）：a. 热盛大汗：多见于温病中阳明气分热盛。何廉臣说："亦有不用表药而自汗淋漓，邪终不解者，盖自汗缘里热郁蒸而出，乃邪汗非正汗也"。特点为高热，汗出，口渴，脉洪大有力，舌红苔糙老。病机为阳明气分过热，气热蒸腾，迫津外泄。b. 虚脱大汗（绝汗）：特点为冷汗淋漓或汗出如油，气喘不休，伴有体温骤降，面色苍白，四肢厥冷，脉微细欲绝，两目无神，但欲寐。病机为气阴两伤，气不摄津，津液外泄，卫阳不固。

③战汗：见于温病邪留气分阶段。其原因为邪气留恋气分不解；或早期失治，邪气未透，荣卫失合；或服药后，正气恢复，正胜则战汗热退。其特点为发热数日不减，病人体质较差，周身似有战栗之状，脉象较弱，继而汗出，汗后热退而身凉，血压下降甚则偏低，面色略白。此时医护人员切不可以认为虚脱，叶香岩《外感温热篇》中说："切勿惊惶，频频呼唤，扰其元神，使其烦躁"。古人早有告诫，而我们今天，尤其是病房中，也有这样的事情，特此记录，以备着记不忘。病机为邪留气分，正邪斗争，势均力敌，正胜邪却，热达腠开。

温病战汗后，可能出现的几种情况：a. 汗出热退，脉静身凉，两目有神，邪去身凉，有时因疲乏而喜睡眠。b. 战汗后病情无变化，此属正气不足，无力驱邪外出，必须恢复2~3天，正气胜再作战汗而解，当以益胃方法，助其正气，望其再战而解。c.战汗而身热不退，烦躁不安，脉来急疾，邪热内陷入里。d.战而汗不出，脉象微弱，素体虚弱，无力驱邪，当用益胃法，以助正气，使之作汗。e.战而冷汗淋漓，脉微欲绝，四肢逆冷，阳气已亡。

总之，发战汗是好事，不是坏事，是正气驱邪的反应，一般说来，预后良好。在临床时，一定把战汗后，邪祛正虚的正常现象，与亡阳证相鉴别清楚。如病人战汗后，倦卧不语，汗出肤冷，而脉虚软和缓，两目有神，说明是战汗后阳气受伤所致，这时不要惊慌，更不可惊动病人，俟气缓正复病愈。当令病人安静休养，或少饮温水米汤，令其正胜休息自安。

④湿汗：是因湿邪蕴郁而身上有汗的一种病证。湿汗的特征，是没有外邪侵入，也不见发热发冷，病人自觉疲倦乏力，口淡无味，腰酸腿软无力。病机为湿邪阻于三焦，脾胃受湿的阻遏，故胃纳不佳，脾主四肢故四肢酸软乏力。

常见的湿汗有以下几种情况：a.一般湿汗是指在杂病中的湿汗，脉必沉缓，或沉濡，舌白腻，大便溏薄，周身总有湿性黏汗。b.肝热挟湿之汗，阵阵汗出，汗出之后，自觉烦热，汗出多在头面、胸前或上身。c.气虚湿郁之汗，是体质气虚，湿邪不化，阻于中焦，腹胀胸闷，若得食后腹胀加重，当用益气化湿法。d.湿温病中之汗出，是标志着湿蒸热郁不解的现象，湿热蕴郁，无处宣泄，故阵阵热汗外出，初起湿热在上焦，出汗以头面为多，如治疗得当，湿热渐化，则汗泄下移至胸前背后，如湿热再化，热郁稍轻，身热渐退，湿汗再度下移，可能至少腹，若再缓解，湿热再次渐化，汗出下移至两足，再则延至两趾。说明湿热邪气渐化，病势已渐向愈。一般在早期一周时汗出在头额，在中期二周时，汗出在胸腹，三周时，汗出至足趾间，若治疗得当，即可痊愈。汗出说明三焦畅，气机调，湿热蕴郁有外泄之机，切不可以止汗法止之，当为特别注意。

（三）头身痛

1.头痛

（1）机制：中医的认识，头为诸阳之会，诸阳经皆上会于头，凡属邪气直接或间接影响了头的经脉，都会发生头部的不适，概括说是头痛，有时不是痛，而是晕、沉、胀满或如裹、阵阵抽痛等。①实证：外感风寒，寒邪侵犯太阳之经，太阳之脉起于目内眦，上额交巅入络脑，还出别下项，循肩膊内，夹脊抵腰中。故头痛、项背强，周身痛。热邪：上蒸则头痛且重，时轻时重，伴有口干，心烦，舌红，大便干等。湿热之邪：上攻于头，故头目沉重如裹，鼻塞涕多，脉象濡滑。阳明头痛：由于阳明腑实，大便秘结多日，有形之滞热上冲，故头痛，口臭，便秘，舌老黄厚，脉实且滑，当用通泄方法。②虚证：由于中气不足，中阳不能上养于头，故头部空痛，遇劳则重，若休息合适，如常人，脉虚弱，舌白胖，动则气短，当以补气为好。血虚络脉失养，面色苍白，心烦夜寐不安，脉细小无力，当用养血方法，如四物汤之类。肾虚头痛：肾为五脏六腑之根，肾虚则脑髓空，脑为髓海，不足故常头痛。常以补髓益脑为法。

（2）辨证：①温热袭卫：温热上灼，头痛且胀，有时头晕，此属风热上扰之象，故发热重恶寒轻。②温邪在气分：阳明蕴热上蒸，头痛较重，以前额胀痛为主，乃阳明热邪亢炽，气血上攻所致。③温热至营血：由于温热毒邪充斥，上攻清窍，甚则高热狂躁，喷射性呕吐，舌绛干，苔鞭裂，当从清营汤或清宫汤治之。④湿热上蒸：邪在卫分，头重昏蒙如裹，此湿热邪气上蒙清窍所致，清阳不升，脘痞纳呆，四肢乏力，大便溏薄不实，当以芳香醒（化）湿、分利三焦方法。

2. 身痛

（1）机制：身痛只是临床上的一个症状，在外感疾病中是常见的，风寒束表，遍体作痛；温热内蕴肌肉也痛；湿热阻于肌肉之间，周身沉重而疼痛。

（2）辨证：①风寒束于太阳经，故周身酸痛，其势甚重，太阳起于目内眦，上额交巅入络脑，还出别下项，循肩膊内，夹脊抵腰中，故周身体痛，脉浮紧，舌白腻且滑。②温热病邪在卫分，身痛不重，头痛，咳嗽，舌红，咽痛，脉浮数或滑数。③温热在气分时，身痛的特征是以周身胀痛烦急，口渴心烦，脉象洪数为主，面红，四肢热痛，因热毒蕴郁，攻冲走窜，故关节按之作胀。④温热入营血，则身痛如被杖，热毒深入血分，毒热充斥，故夜不入寐，舌红尖部起刺，当以凉血育阴为主。⑤湿热病邪困阻周身肌肤，周身肌肉关节自觉疼痛酸胀，湿热上蒸故头目沉重如裹，湿热阻于中脘，脾胃运化欠佳故胸满闷而四肢疲乏无力，湿阻气血循行不畅，故脉象缓濡。

身痛并不是温病的特征，辨证时也是结合其他的症状来分析，故不做过多讨论。

（四）口渴

1. 口渴的机制

口渴是体内津液缺少的表现，不论是热胜津伤，还是湿阻气机，气不化津，津液不能化气上承于口，都能出现口渴的症状。

温热病的口渴，必多伴有发热的出现，因为热耗津液，津不能上承所以口渴。二是感受湿热邪气，湿邪内阻，气化功能障碍，气不能化津，津无以上承，两者病机不同，故治疗方法各异。

2.辨证

（1）温热病的口渴：

特点：口渴欲饮，口干，舌白质略红。

病机：热邪灼伤津液，津不上承。

卫分证：口微渴。温为阳邪，其本即热，热伤津液，温病初起虽在卫分阶段，就已出现口渴。邪在卫分，病轻邪浅，肺胃热灼，病人必自觉口干且渴。

气分证：温邪入气，邪热增高，口大渴而渴饮，频频喜冷饮。邪在气分，是温邪已入里，里热炽盛，胃津大伤，胃热则口渴，津伤故引水自救，故口大渴。心烦夜寐不安，也是热盛津伤之象。

营分证：口反不甚渴饮，温热邪气，深入营血，耗损营阴，口渴喜饮的程度反而不甚，有时只觉口干而不欲饮水。吴鞠通在《温病条辨》里讲："热邪入营，口反不甚渴"。这里吴鞠通用了一个"反"字，是针对气分证的口大渴而言，热邪到气分是大渴引饮。病入营分，病变加重一层，津液损伤的程度本应加重，因为气分证是伤胃津，正盛邪也盛。营血证是邪尚在正气虚，体虚热减，故口干而不大渴引饮。另外，邪已入营多有神志不清，说明病人体差，反应能力差，对口渴的反应不明显。

（2）湿热病的口渴：

特点：多表现口干不欲饮水或饮水不多，或喜漱口不欲饮水，或是喜热饮等。

病机：湿热郁蒸，阻滞气机，气不化津，故口干而不欲饮水。

辨证：①湿邪偏盛：因为湿邪内蓄，一般不渴或口干喜漱口，或喜热饮。湿为阴邪，湿阻气机，不伤津液，湿邪内郁，则口不渴。因为湿邪的特点是重浊黏滞，阻遏气机，气机为湿郁滞，不能布化津液，口中失其津液的濡润故表现为口干，此非津液亏虚，乃气机壅滞不能上承也，故口干而不欲饮水，或只是喜漱口。②湿热并重：口干不欲饮。由于热蒸湿郁，气不化津，津不上承，非津液受伤所致，故口干且不欲饮。③热重于湿：口渴欲饮，饮水不多。此乃热邪蒸腾，消灼津液，津伤而口渴，因湿邪黏腻阻于体内，故欲漱口而不欲饮水，与阳明气盛之热邪伤津，口渴引饮不同。

总之，口渴证虽为温病主证之一，但临床上必须结合全身情况，观色脉等才能做出正确的诊断。

（五）呕吐

1. 呕吐的机制

呕吐是一个症状，凡是胃气不降，逆而上升，即成呕吐。在内科病中，往往由气机不畅，木土不和，或肝阳过亢，或胃气不足等，形成呕吐的发生。在热性病中由于寒邪外束，气机上逆，也可以形成呕吐；若属邪热犯胃、湿热积滞、痰湿内阻、胃阴受损等，也能导致呕吐的发生。

2. 辨证

（1）风寒外束：表气闭遏，气机逆上，发为呕吐，甚则高热、烦躁、头痛剧烈，脉象浮紧，舌白滑润。当以辛温解表方法。

（2）风热上受：由于风温上受，热郁于内，胸闷不舒，呕吐恶心，舌红口干，咽红且痛，脉象浮数。当以辛凉清解，方如桑菊饮加减。

（3）温热蕴于阳明：内热迫胃，呕吐较重，味酸且苦，脉象滑数，舌红口干，当以苦泄和胃降逆方法。

（4）暑热积滞，蕴阻阳明：呕吐频繁，呈喷射性呕吐，头晕且痛，项背强直，嗳噫不舒，身热较重，高热烦渴，头痛剧烈，当以芳香疏化，苦泄和胃方法。近似"乙脑"（即流行性乙型脑炎之简称），防其昏厥。

（5）痰湿上泛：体丰痰湿较重，胸闷头目作眩，舌白苔腻垢厚，泛吐且呕，当以化痰湿，降胃逆，求其呕止。

（6）胃阴亏虚：虚热上逆，舌绛如硃，干燥无液，两脉细弦，甚则干呕无物，可用甘寒育阴，镇逆定吐。

（六）胸腹痛

1. 胸腹痛的机制

胸腹部自觉有疼痛的感觉皆属本证。胸痛的发生，多以肺心两脏为主，肺气不宣，或抑郁不舒，以肺主一身之气故也，心肺共居膈上，若气机不利，常常有胸前区疼痛的感觉。膈下乃肝胆、脾胃等消化器官，若属肝胃不和，胃肠消化故障，膈间胆热上扰，木土不和以及气、水、痰、滞等有形之物不能正常传导，皆能出现胸腹部疼痛。尤其是在温热病中，常常由于内热、痰滞、积食、瘀血等有形之物积而不消，皆能导致胸腹部作痛。

2. 辨证

（1）肺热胸痛：温病卫分证，多因痰热蕴蓄，肺络受阻，郁滞不消，故咳嗽胸闷，呼吸不利，甚则喘逆不得安卧，脉浮滑，舌白腻。可用疏卫肃降化痰方法。

（2）肝胆郁热，肋胁作痛：温病中每因消化功能较差，热郁肝胆，气机不利，故口苦，时有寒热，甚则右胁阵痛，呕逆恶心，急躁易怒，脉多弦滑，舌苔白滑。当以疏调气机方法，饮食特别注意。

（3）痰湿气滞：痰湿阻于肺部，故呼吸不利，中脘满闷，时有咳嗽，舌白滑润，脉象濡滑，宣郁化湿兼以祛痰。

（4）阳明腑实，腹满胀痛：此属热结肠腑，腑气不通，故日晡潮热，大便秘结，舌黄且厚，腹满胀痛。用承气攻下方法。

（5）瘀血阻滞：由于下焦瘀血阻滞，血脉不通，故少腹硬痛，小便自利，舌质紫暗，甚则神昏谵语，当以蓄血论治，可用化瘀方法。但不是用攻瘀血的几味药，必须从本治疗，考虑有血分瘀滞之嫌。

（七）大小便异常

1. 大便异常

（1）在温热病中，便秘的产生多是阳明糟粕与燥热互结于肠腑，传导阻滞而发便秘。这种便秘当然以消导攻克为主。

（2）湿热病中，多是湿阻气机，因气机不畅大便也秘而不解，但经过3~4日后，大便欲解，定非干结，乃初硬后溏，或溏薄不实。非属阳明之燥热，乃湿阻气机耳。当宣郁化湿以利三焦。

（3）津枯肠燥。温病后期，津液受伤，无水舟停，数日不大便，此属阴过伤，舌红脉细，当以增液润燥方法，或酌用增液承气汤。

（4）血少阴伤，阴虚水少。素体血虚，血虚肝失其养，肝热灼液，肠间失润，大便经常秘结，当须养血濡润之，常用当归补血汤。

2. 下痢

（1）湿热挟滞：湿热挟滞，阻于肠间，腹中作痛，大便溏滞不爽，色如黄酱，当用清化湿滞为法。

（2）邪热下迫：邪热蕴郁，肺气受灼，肺移热于大肠，故下利热臭，肛门灼热，来势甚猛，当以苦泄折热方法。

（3）热结旁流：邪热内迫，燥屎内结，纯利稀水，恶臭异常，此属火热，当以泄热苦坚。

3. 小便异常

（1）表闭：表受风寒之邪外闭，皮毛者肺之合也，久则肺气不利，三焦运行失常，膀胱气化渐差，小便淡黄。先治表闭，三焦通调则小便自利矣。

（2）里热：温邪蕴热，阴分受伤，热灼则津液受伤，身热日重，脉象滑数，小便深黄且热。当治其热，小便自愈。

（3）热邪深入血分：血分受热之煎灼，津液大伤，小便赤红，状如红茶。

（4）内科实证：热邪蕴郁于内，积滞阻遏不行，形成腑实，小便淋漓不畅，并有尿频之象，脉滑有力，舌苔老黄厚。当以攻下方法。

（5）一般虚证：温病后期，或杂病初愈，肾阴枯涸，尿少，低热，脉细且数。当以滋养肝肾方法，治在下焦。

（八）神志异常

在温病过程中出现的烦躁不安、昏蒙、昏愦、谵语、昏狂等，都属于深浅昏迷，就是神志异常现象。

烦躁不安：即因高热而心烦躁动不安。

昏蒙：意识朦胧，处于昏睡状态。

昏愦：昏迷不语，昏乱糊涂，即深度昏迷状况。

谵语：指神昏谵语，意识丧失，语无伦次。

昏狂：意识障碍，狂乱躁扰。

1. 机制

神志异常是温病中的常见症，从温病学中分析神志异常，决不可错误地认为用"三宝"即可，我们在临床中看到了这种情况，很多人认为用"三宝"治昏迷，岂不知病邪在卫分不行，湿郁不化不行，滞热不清也不行，必须分清楚邪之所在。

2. 辨证

将造成神志异常的原因归纳起来不外两类：一属邪热扰心，神不守舍；一属邪热闭窍，神灵不明。在临床时，仍须观察病情阶段，更重要的是，了解造成神志异常的原因，曾服过何药，如在卫分时即用了营分药，或湿阻于中，错误地用过凉遏之品，使湿郁变成寒凝，如以上的情况，我们首先了解清楚，先治其误再行分析用药。

（1）温邪在卫分：由于卫分郁热，卫气不疏，气机不调，尤其是幼儿，高热咳嗽，脉象浮数，舌红口干，因为高热幼儿体弱，可能出现短暂性嗜睡，或有惊动。此时邪在卫分，切不可惊慌，必须用辛凉轻剂桑菊饮法以清热疏风，如早用"三宝"或寒凉清气，病必不除，轻则不减，甚则面肿神昏矣，参考卫分证治。

（2）温邪在气分：阳明胃热炽甚，热扰于心，心主神明，心烦急躁，有时神志欠清，或可神昏谵语，高热汗出，口干且渴，脉象洪大有力，因属阳明，可能热结，日晡潮热，大便秘结，腹满痛拒按。本病乃阳明气热，如不清气通腑，单以"三宝"用之，效不理想。必须用白虎承气攻下以清气方法。

（3）温邪热入营分：营阴被灼，轻则心烦不寐，重者神昏谵语，身热夜甚，舌绛脉细，当以清营育阴，加用牛黄丸可也。若有湿痰蒙蔽，先须开窍豁痰，若单以"三宝"仍属不效。

（4）温邪蓄血：热入下焦，血热互结，热扰心神，神志恍惚，其人如狂，或发狂较重，少腹硬满，大便色黑，小便自利，舌有瘀斑，唇口色紫。此为热入血分，当以活血凉营为治。

（5）热陷心包：温邪热闭心包，灼液成痰，痰热闭窍，神昏谵语，或昏愦不语，身灼热，舌謇涩，肢厥，舌绛苔黄起刺，两脉细小滑数。此属温邪逆传入里，由热闭郁，当以至宝丹清开方法，用局方至宝丹一丸或两丸，分服以观其后。

（6）痰蒙心包：湿热蕴郁，酝酿成痰，或素体痰湿较盛，痰热蒙蔽，神志不清，甚则昏愦不语，或神昏谵语，轻则时明时昧，醒后呆痴。症见身热痰多，脘闷气痞，舌苔白滑或黄腻或黄厚垢腻，脉象以濡滑为主，此时当以开郁化痰兼清其热。考虑体质，可用菖蒲郁金汤、礞石滚痰丸、局方至宝丹或牛黄丸，但不可以专用寒凉之品以清气热或甘寒滋腻以滋水制火。必须仔细结合脉色权衡轻重。

（7）瘀热阻窍：温邪经久不愈，深入血分，发热夜重，舌绛紫暗，神昏谵语，两目无神，乃热陷心包，瘀血阻络，当以活血祛瘀，凉血散血。久病体弱，病势深重，深恐正不胜病。先以加减复脉汤酌情以开窍，脉若沉弱甚微时，仍须考虑扶正。

总之，温病高热，消耗体力，邪盛未能正确治疗，常可出现神志异常。本病重点鉴别神昏的性质、神昏的轻重，首先要弄清是热闭还是痰热湿阻之闭，或是其他原因引起的昏迷。凡属热闭，来势快速，脉象是实与热，从症状上一目了然，像温邪上受，首先犯肺，逆传心包之类。痰闭昏迷，来势缓慢，先以嗜睡为主，逐渐昏迷。湿阻热郁，气热上蒸，脉舌色证全不同，当以清化、芳化，少佐清气和营之品。又有温病后期，正将复而邪初退，慢性病发作，尤其是脑病复发，就要细致分析，酌情用药。

（九）痉厥

痉和厥是两种不同的症状，因为温病过程中常同时并见，故习惯上统称痉厥。

（1）痉的含义：以四肢拘急、抽搐、颈项强直，甚则角弓反张，为动风之象。

（2）发痉的机制：所谓痉，即是四肢拘急之象。肝为风木之脏，主藏血而主筋，当某些原因造成筋脉失养就可能出现四肢拘急，即是动风发痉之症。温病中导致发痉的原因有热邪亢盛，熏灼筋脉，筋脉挛急，肝风内动，或因肝肾阴亏，水不涵木，筋脉失其濡养，故拘急而肝风内动，亦能发痉。

（3）发痉的辨证：①热极生风：邪热炽盛，风火相煽，熏灼筋脉，故筋脉拘急，肝风动则抽搐发作。凡属邪热过盛，来势紧急，四肢抽搐，紧张有力，牙关紧闭，甚则发作频繁，角弓反张，两目上视，口眼歪斜。肝热故发热较重，头痛呕吐舌绛脉弦劲而数。在温热病阴伤过甚，或伤阴过甚，治法当凉血熄风方法。药如羚羊钩藤汤。②虚风内动：温热日久，邪热久羁，肝肾阴伤，水不涵木，虚风内动，来势缓慢，手足蠕动，甚或瘈疭，撮空理线，循衣摸床，伴有低热，神倦或神志恍惚，形体消瘦，五心烦热，咽干口燥，舌绛少苔，脉虚细而数，或细小弦数。这些情况常在温病后期，阴分大伤，筋脉失于濡养，可用大定风珠方法。

第四章　温病治法

温病的治疗及服药方法与一般慢性病不同，温病的用药是力争时间，不是慢性病的一日两次。吴鞠通在《温病条辨》中说："辛凉平剂银翘散方：连翘、银花、桔梗、薄荷、竹叶、生草、芥穗、淡豆豉、牛蒡子。上杵为散，每服六钱，鲜苇根汤煎，香气大出，即取服，勿过煎。肺药（在卫分阶段）取轻清，过煎则味厚而入中焦矣。病重者，约二时一服，日三服，夜一服；轻者三时一服，日二服，夜一服；病不解者，作再服。"我们可以看出，古人对治疗急性病、热性病的服药时间是非常注意的，要三小时一次，或四小时一次。要日夜服，每日六次或每天四次等。

治疗首先是寻找致病原因，分析人体的内在因素，注意人体正气与邪气间的辨证关系，以确定治疗的基本原则，选用有效方药，驱除病邪，调整机体，改善功能的不平衡状态，恢复其机体的生理功能，从而促使病人恢复健康。

温病的病因，主要是外感温热病邪，包括病种甚多，但其总的性质可分为温热和湿热两大类。

温邪侵犯人体，是由口鼻而入，其传变规律不外卫气营血和三焦传变。温热邪气犯人，一般按卫气营血规律传变，其在卫气为功能性障碍，一入营血，则损伤人体的营养物质。

湿热邪气犯人，其病多按三焦传变。三焦是水液运行的道路，三焦受阻，则水道不通。

温病在其发展的不同阶段有不同的证候类型，但总的说来，不越卫气营血、三焦辨证的内容。

清代著名的温病大师叶天士先生创立了卫气营血辨证大法、温热病与湿热病的区别及创立验舌、验齿、辨斑疹、白㾦等诊断方法。吴鞠通在《温病条辨》中又提出了三焦辨证。薛雪对湿热病也有发展。杨栗山进一步发展伏邪观，创立了升降散等十五个名方。叶天士在《外感温热篇》中说："在卫汗之可也，到气才可清气，入营犹可透热转气……入血就恐耗血动血，直须凉血散血"。吴鞠通在《温病条辨》中说："治上焦如羽，非轻不举；治中焦如衡，非平不安；治下焦如权，非重不沉"。作者认为，在卫汗之可也，并非应用汗法，温病忌汗，汗为心液，何以能再透汗伤津？温为热邪，邪从口鼻而入，通过喉、气管而入于肺。热邪蕴郁，热上加热，热灼津液，阴伤热更增，故叶天士说："刻刻顾其津液"。吴鞠通在《温病条辨》银翘散方论中说："按温病忌汗，汗之不惟不解，反生他患"，又说："病在手经，徒伤足太阳无益"，"病自口鼻吸受而生，徒发其表亦无益也"，"且汗为心液，心阳受伤，必有神明内乱、谵语、癫狂、内闭外脱之变"，"再，误汗虽曰伤阳，汗乃五液之一，未始不伤阴也"，又说："温病最善伤阴，用药又复伤阴，岂非为贼立帜乎？"

金代刘河间创了两解法，如双解散、防风通圣散等。明代吴又可通过大量的临床验证，明确了温病自口鼻吸受而来，决非风寒从皮毛而入之伤寒，首立达原饮。

温病的诊断要早期诊断。温病发作急，来势快，变化多，传变复杂，如能早期判断疾病的种类，对发展趋势，估计预后，及早采取有效的防治措施，控制疾病的蔓延和传播等，都具有极为重要的意义。吴鞠通说："治外感如将"，吴又可亦指出："邪贵乎早逐"，强调了早期诊断、早期治疗的重要性。

诊断要正确。确诊是诊断中最关键的一环，不难设想，没有正确的诊断就不会有正确的治疗。诊断不正确，早期诊断也是毫无意义的，甚至会误诊，造成严重的不良后果。

所谓确诊，就是诊断的结论要完整无误，要能比较全面地反映出整个病情的变化。必须脉、舌、色、证的数据完整清楚，才能确切地辨证。再根据客观的发病季节、临床特点，分清四时及当地的气候环境，然后在卫气营血辨证和三焦辨证等温病学的理论的指导下，明确病因、病机，确定证候类型。《内经》说："谨守病机，各司其属，有者求之，无者求之，盛者责之，虚者责之，必先其胜，疏其血气，令其调达，而致和平。"

温病诊断的依据：诊断过程是一个调查研究和分析判断的过程，这一过程必须建立在一定的客观依据基础之上。就温病来说，主要应了解以下几个方面。

（1）症状表现：症状是疾病的外在表现，这是诊断温病的主要依据。无论是辨四时温病，还是辨卫气营血证候阶段，都是以客观症状为依据。通过症状的分析、综合，可以在普遍性中找出其特殊性，从而认识病证的本质。在温病上，要特别注意发热、口渴、神志、二便等方面的变化。

（2）特殊体征：在温病诊断上具有普遍意义和重要价值的体征，是发热、舌苔及脉象的变化，斑疹、白㾦的出现也说明温热病、湿热病的发展情况。随着病变的发展，可以看出病邪在卫气营血的不同阶段。发热的情况，来势之猛烈，体温的高低，舌苔的变化，舌质的形态，脉象的部位，包括浮中按沉，脉形的情况，都能反映出病理的阶段。再通过观察色泽、形态、神情等，可以了解病邪的浅深轻重，气血的盛衰，从而判断预后，给确定治疗提供依据。

（3）发病季节：温病的发生发展都具有明显的季节性，有四时温病之称。因此注意发病季节，对于辨别四时温病，确立病名，明确诊断有一定的临床意义。如风温病多见于春季，暑温病发于夏季，湿温病多发于长夏或秋季。雷少逸说："时医必识时令，因时令而治时病，治时病而用时方。"

温病的治疗方法：温病的治疗方法是根据温病的病因、病机来确定的。温邪是从口鼻吸受而来，不是外受风寒，所以说不可以用解表法以求其汗，一般按卫、气、营、血传变进行辨证；湿热之邪弥漫三焦，治疗必须分化疏调，分消走泄，以化湿邪且清其热，应从三焦传变进行分析辨治。温病的治疗要根据病因的特点及其传变中的不同阶段、不同症状而选择不同的治法。常用的治疗方法有辛凉疏卫法、辛寒清气法、苦宣折热法、疏调升降法、宣畅三焦法、醒胃祛湿法、导滞通下法、清营养阴法、凉血散瘀法、开闭通窍法、凉肝熄风法、调节阴阳法、增液复脉法、回阳固脱法。在具体治疗上，药物的选用、煎药的时间、服药的方法（包括每几小时服用多少，每日夜服几次，热饮凉服等），应以客观的证为主，推敲用药，切不可专用一方或一定数量，要注意治疗急症、温病时的特点。

一、辛凉疏卫法

本法是用于温邪初起，病在卫分阶段，有疏泄腠理，调和卫分的作用。取其具有宣通卫气作用的药物，驱除在卫分之温邪。以辛开其郁，以凉泄其热，用辛散药以疏散卫分之风邪，配清凉药以清解温热之郁热。适用于风温初起，邪在肺卫之证。代表方剂，如银翘散、桑菊饮之类。须特别注意，在温病初起，忌用辛温发汗法，因辛能助温增热，发汗复伤津液，否则伤阴耗液，可致坏病。

二、辛寒清气法

本法是用辛凉、辛寒、苦寒等药物，清泄气分热邪的一种方法。它能解热除烦，止渴生津，清热泄火，达到宣畅气机的作用。凡属邪热入里，燔灼肺胃之津，但未犯营血者，皆可用之。其中如轻清宣气，是以轻清之品，宣畅气机，透热泄邪。在温邪初入气分，未至阳明热盛，以栀子豉汤轻宣之。又如辛凉重剂或辛寒之品，大清气分邪热，是用于温邪热炽阳明气分之时。症见壮热，汗出，口渴，心烦，苔黄燥干，脉洪数或滑数等，这是邪热灼其津液，邪盛且实，故当透热达表，用白虎汤。若热郁气分，郁热化火，症见身热烦躁不安，口苦且渴，舌红苔黄，小便黄赤者可以用黄连解毒汤，但邪热未化火者，切不可用，因为苦寒之品，虽有泄火之功，如用之过早，反有化火伤阴之弊，即使应用亦当适可而止，不能太过。但亦忌早用甘寒，因为甘寒养阴滋腻，误用则必壅遏气机，邪恋不退。当然，清热与养阴，是相辅相成的两个方面，热盛可伤阴，阴伤亦更增热；清热可以复阴，养阴亦可清热。清热重在祛邪，养阴重在扶正，在临床上一定要仔细推敲，参合舌脉，分清邪正盛衰而用之。

使用清气法时当须注意：①到气才可清气，不可用之过早。若邪在卫分，误用苦寒，可致引邪入里，发生变端。②若温热挟湿或湿热留恋气分，应以治湿为主，不可单用辛凉清气，以免遏抑气机，湿愈不化。③如患者体质薄弱，阳气不足，或老年阳虚之人，更当慎用。

三、苦宣折热法

本法是在温邪仍在卫分，而将欲化热，向气分过度阶段的一种治疗方法。温为阳邪，本就是热，热邪虽在卫分仍即是热，若邪热未解，将欲化热入气分时（即若用清法恐其过早），可施用本法，最为适宜。凡苦即泄，是药物之性能，栀子味苦能泄六经之邪热，栀子宣阳上走，故有宣郁助呕之力。栀子皮又有宣解疏卫之本性，且味苦能泄六经之浮热，所以称本药既能宣解，又能泄热，是治疗温病初起邪在卫分之良药。栀子豉汤能治心中懊恼，烦躁不安，服后能吐，得吐则上焦郁热即解，故曰有宣郁功能。淡豆豉辛微温，因辛具解表、宣阳、化湿之能，既能解除表邪，又能宣郁化湿，但不是辛温发汗之药。方中加用芦根更是宣阳、疏卫、清化之药。先父治温病邪在卫分而初将化热之时，常用栀子皮 6g、淡豆豉 10g、芦根 10g，煎汤冷饮，用之取效，故名为苦宣折热法。

四、疏调升降法

本法具有疏通、解郁、调和升降等作用，即是调和升降法。凡属温邪热郁不开，不在于表，又非里结，热郁少阳，留恋三焦，或痰郁、火结，脉见沉涩，面色青暗黑浊，四肢逆冷，或热伏于募原之里等，都可使用本法。它有宣展气机，透解邪热的作用，有开上、畅中、渗下之能，用以疏调升降，可将热郁展开，升降调均，使湿郁热结之邪，通过三焦分道而去，达到宣展气机，泄化痰热的作用。如湿热阻遏，痰湿内停，气机郁滞，水道不利，症见寒热起伏，胸痞腹胀，小便短少，乏力，苔腻，用温胆汤或杏朴夏苓之类。若属热郁不开，脉象弦涩，舌红干，心烦而肢厥时，必以开郁升降并用，如升降散（蝉衣、僵蚕、片姜黄、大黄）或四逆散（柴胡、芍药、枳实、甘草）之类。又可清泄少阳胆经气分邪热，兼以化痰，凡热郁胆经，郁热犯胃，因郁成痰，胃失和降，症见寒热往来，口苦胁痛，脘腹痞满，泛恶烦渴，舌红苔黄而腻，脉弦数或弦涩、沉涩等，是少阳枢机不利，气机失宣，郁热鼓动，邪正交争，胆热犯胃，治疗用蒿芩清胆汤之类。

五、宣畅三焦、醒胃祛湿法

本法具有疏畅三焦，宣通气机，醒脾开胃，通利水道等作用。根据湿邪来源，轻重之不同，祛湿方法也因之而变。如常用的有芳香化湿、苦温燥湿及淡渗利湿等，均以宣通气机，透化湿邪为主。如苦温燥湿法或辛苦温与苦寒相配伍而成的辛开苦降法，是以辛温开郁燥湿，苦寒清热相合，可以开郁、燥湿、清热，治湿温之湿热并重、遏阻中阳者，使湿开热化，三焦通畅则湿去热清，方如王氏连朴饮之类。若湿热蕴结，阻于下焦，膀胱气化失司，可用通畅三焦之药加重淡渗之品，使湿从小便而去，但不可单以渗利为主，因湿阻下焦，原因较多，必须调治其本。若肺失宣畅，必以宣肺气为主；若属中阳不运，水邪停留，必当温运化湿；若是热郁，当解热郁，俟热解郁开，病必自除。

六、导滞通下法

若因食滞阻于肠道，胃肠消化受阻，影响三焦不通，舌黄，口苦，脘腹胀满，必当先导胃肠之积滞；但热结肠腑，初为食滞中阻，继则积滞阻遏，腑气不能运行，成为有形之实证，就当应用下法。阳明腑热，久则燥结，多见日晡潮热，甚则谵语，申酉热盛，大便秘结，腹胀满且拒按，苔老黄根厚，或起焦黑之苔，且有芒刺，脉沉实有力者，必须通下，否则热邪上蒸，内扰神明，必见谵语神昏。用通下法，可去腑之实邪，三焦因之通畅，邪去则正复，正复则诸症悉除。食滞糟粕阻于肠间，可用导滞法，如保和丸之类。若确是肠间燥结，可考虑用调胃承气汤、小承气汤、大承气汤等。

七、清营养阴法

本法具有清泄营中之热，又能增液育阴以制其火，适用于热邪入营，营阴耗伤之证。但须究其原因，是否治疗失误，气分之邪热未罢，或痰食积滞不清，邪无去路，逼入于里所致。在治疗时，尚须正确掌握"入营犹可透热转气"之法。如在营的同时，酌情加入轻清透泄之品，以展气机，使已入营之热，透出气分而解，就是"透热转气"。

若气分之邪未罢，营中之热又起，可用气营两清方法。气营两清，是清气泄热与清营养阴合用之法。在气分证未罢，热邪又传入营分时，症见高热、烦渴，皮肤斑点隐隐，舌形瘦而质绛，苔黄燥，脉细数，此为气分之热又入营分，气营两燔之证，当用气营两清方法，如加减玉女煎之类。

若纯属热邪入营，营热阴伤，但尚未动血者，身热夜甚，心烦不寐，斑点隐隐，舌瘦质红，脉细而数，可用清营汤。使用清营法时，亦须注意以下几点：①清营药物，多为滋腻，滋腻必恋邪。邪在气分，挟有湿邪者必不可用。②邪虽入营，而未动血者，用清营养阴之中，必加入宣畅气机之品，透泄营热。③若已动血，直须凉血散血，但仍须顾及透热转气，以利气机畅通而达痊愈。

八、开闭通窍法

本法是治疗温病神志昏迷的方法，具有开闭通窍，苏醒神志的作用。温邪导致神昏，病情比较复杂，有气分、营分与血分，以及痰浊蒙闭等。如气分热盛，阳明腑实，郁热上蒸引起神昏，必须腑气通，积热除，才能神明得安。若湿热痰浊，蒙蔽清窍，必须清化湿浊痰热，宣窍开闭，方如菖蒲郁金汤。若属温邪灼液成痰，蒙蔽心窍，神明郁闭，热邪无以外达，郁热扰心，神昏谵语，或昏愦不语，阳气不能达于四肢，而见肢厥，舌红绛干裂，脉沉细弦滑，唇焦心烦，痰涎黏稠，必须用清心开窍方法。常用方剂为牛黄丸、至宝丹或紫雪丹等。这是以热郁为主，与前者湿、郁之象，有所不同。

温病开窍法，不要仅以上药为主，还必须分清卫、气、营、血及痰浊、湿郁、积滞等不同病情，根据正邪盛衰情况，辨别证候，推敲用药。

九、凉血散瘀法

本法是温邪已入血分的治疗方法。叶天士说："入血就恐耗血动血，直须凉血散血"，若单纯凉血，气机会被遏抑，所以要注意"散血"，就是活血祛瘀及疏调气机。否则只是凉遏静止，血因寒则凝涩不流，难以达到治愈的目的。凉血的同时，要活血散血。

这种病情是温病的最后阶段，病邪从卫分经气营又深入到血分，阴伤正衰是主要的，虽然邪气未罢，但必须以养阴分之不足和活血散血为基础，达到清热解毒的目的。凉血养阴，散血中之瘀滞，以清解血分之热毒。方中必须以咸寒、甘寒为基础，养阴增液并加活血祛瘀之品，凉解血分热毒。邪热深入血分，迫血妄行，见吐血、衄血、便血、溲血、斑疹或舌紫暗等，方用犀角地黄汤、清瘟败毒饮之类。使用凉血法应注意：①未动血者，不可过早使用凉血法。②温邪虽入血分，也应当考虑透热转气之理。③病久体弱，除药物治疗之外，饮食宜忌也应善加调理。

十、凉肝息风法

本法是平熄肝风，滋阴潜阳，镇惊制止痉抽的一种方法，治疗温热之邪，逆传心包，内陷足厥阴经，热极生风。症见角弓反张、筋脉拘急等，治之用凉肝熄风，如羚羊钩藤汤。在温病后期，灼伤真阴，水不涵木，肝失濡养，虚风内动，脉多虚细而弦，用育阴潜阳，方如三甲复脉汤、大定风珠、小定风珠之类。

用熄风方法应注意：①实风以祛邪为主，虚风以扶正为主。但在体弱阴分不足之时，也见虚热灼阴，脉弦有力，此时当以养阴为主，兼顾有余之热，俟热减以后，再纯用滋养。②小儿温病有时因高热引起一时性抽搐，切勿惊慌，仍宜清热透邪，热略降则抽自止，可以酌情少予凉开水饮之，以定其暂时抽搐。

十一、调节阴阳、增液复脉法

本法是滋阴养液，调节阴阳，使其相对平衡的方法。温邪久羁，阴液消耗过重，在卫分时，当以滋阴疏解；在气分时，热盛耗阴过度，津枯肠燥，糟粕内结，大便干结不下，可用增水行舟方法，如增液承气汤之类。若温邪日久，下焦真阴不足，可用填补真阴，滋补肝肾方法，如加减复脉汤或三甲复脉汤、大小定风珠等。在血分时仍先用透热转营再以透热转气或用滋阴熄风、活血祛瘀及凉血散血方法。

十二、回阳固脱法

回阳固脱法用于各种疾病中的后期，阴虚及阳或阳虚及阴，阴阳互不能固而产生虚脱时。温病的后期，阴虚及阳，气虚不能固表，致气阴俱虚，阴阳脱离，危在旦夕时，应用回阳固脱法。因汗下太过，阴液骤损，真气暴亡，阴阳离绝，可急用人参、附子、龙骨、牡蛎，以固脱护正，挽救于万一。

第五章　四时温病

一、风温

（一）风温的传变情况

叶天士说："温邪上受，首先犯肺"，吴鞠通说："凡病温者，始于上焦在手太阴"，均指出了温邪首先犯肺这一特点。温乃火邪，性主炎上，故风温之邪，上先受之。肺为华盖，其位最高，与鼻相通，故风温初起往往并见肺失宣降的病变，称为卫分温病。

肺卫之邪，不得外解，渐入气分，自上而下，由肺、胸膈、胃传至大肠，称为顺传。肺卫之邪，骤然内陷，深入营分，闭阻心窍，发生神昏谵语之症，称为逆传心包。所以造成逆传，原因与感邪的轻重和正气的强弱有关。感邪愈重，正气愈虚，尤其是心阴心气不足，或素有痰浊内蕴者，最易造成温邪逆传。叶天士说"平素心虚有痰，外热一陷，里络就闭"，即指此而言。

（二）风温的辨治

风温的辨治，首先要划分其不同的传变阶段。初起全是卫分阶段，继之根据其顺传和逆传的不同途径，可至气分或营分，很少深入血分。要分清病位在肺、胸膈，还是在胃、在大肠。再次就要辨识病变的性质，是风热初袭，还是郁热内蕴，是火热内炽，还是实热内结，是单纯邪热为患，还是兼食、挟痰等作祟。

风温的治疗亦有一定的规律，初起为风热袭于肺卫，故治疗采用辛凉轻疏，清解热邪，使肺卫热解，三焦通畅，热退而病除，如桑菊饮、银翘散等，切不可用辛温发汗，或解表药物。若用发汗解表法，其邪不惟不解，反生它患。亦不可一见发热，就过早重用寒凉，以免因凉遏阻气机，使邪热不得外透，反而内陷心包。

病至气分，自当以清为主，但要区分火热、火郁、痰热、热结等不同情况，施以不同的清法。如热郁胸膈宜清宣郁热；痰热结胸宜化痰清热；热炽肺胃宜辛寒清热；热结肠腑宜攻下泄热。热陷心包，炼液为痰，痰热阻闭心窍而致神昏谵语者，以安宫牛黄丸等清心豁痰开窍。

风温后期，邪热渐退，肺胃阴伤者，常有低热干咳，口渴舌燥，干呕纳差等症，不可再以苦寒清之，以免化燥伤阴，而宜以甘寒生津养液之品，滋养肺胃。肺阴复则气降而咳止，胃阴复则气降而得食，阴复而制亢阳，则低热自退。此善后之法，不可不知。

风温卫气营血的见症及治疗：

（1）风温初起必见卫分证，是风热邪气从口鼻而入，影响肺卫功能，在卫分时症见发热，微恶风寒，头微痛，无汗或少汗，口微渴，舌边尖红，苔薄白略干，脉象浮数，咳嗽，咽红肿痛等。须遵《内经》"风淫于内，治以辛凉"之旨，采用辛凉清解之法，一般选用吴鞠通的银翘散。

银翘散方：连翘30g，银花30g，苦桔梗18g，薄荷（后下）18g，竹叶12g，生甘草15g，芥穗12g，淡豆豉15g，牛蒡子18g，上药共杵为散，每服18g，鲜芦根煎汤服。病重者，四小时一服，日三次，夜一次。轻者可六小时一次，日二次，夜一次。病不解者，再如前法服。

本方以银花、连翘轻清达上，清热解毒；薄荷、豆豉、荆芥辛宣肺卫，透郁热而外出；桔梗、甘草苦甘以泄热；牛蒡子开肺气而止咳；鲜芦根甘寒生津清热而利喉。此辛温、辛凉、苦寒、甘寒相配，共奏辛凉宣解肺卫之功。俾肺气宣，郁热解，卫气通，三焦调畅，津液充和，自然汗出热退，故不称发汗法。

风温犯肺，肺气宣降失常，临床以肺部症状为主。见咳嗽较甚，身不甚热，口微渴。卫气郁闭和发热的程度均较银翘散证为轻，且侧重于肺，故不宜再用辛凉平剂银翘散，可用辛凉轻剂桑菊饮，以宣肺止咳。

桑菊饮方：杏仁6g，连翘4.5g，薄荷（后下）2g，桑叶7g，菊花3g，苦桔6g，甘草2g，苇根6g，水二杯，煮取一杯，日二服。

本方以桑叶、菊花、薄荷辛凉轻清，疏散风热；苦梗、生草、杏仁苦甘泄热，宣肃止咳化痰；连翘、芦根清热解毒，生津止渴。诸药配伍，使肺气宣、卫气通，则咳止热退，其症自愈。

（2）风温热入气分，病位广泛，可涉及肺、胸膈、胃、大肠等脏腑，而且病情复杂多变，故证情最多，现择要述之。

热扰于胃，胃中浊气上逆则欲吐，然因胸膈气阻，故欲吐而不得吐。胸闷不舒热郁于内。治之宜抓住郁和热这两个关键环节，不可单清其热，也不宜仅宣其郁。若单以苦寒直折其热，必然寒凝气机，使邪无出路，加重热郁。若仅投宣郁之品而不清里热，恐热不能解而风热增重，故必须清宣兼顾，选用栀子豉汤加减。

栀子豉汤为张仲景所创，乃治胸膈郁热之祖方。方中用药虽仅两味，配伍巧妙，切中病机。栀子味苦寒而性宣阳，故清胸膈之热且除烦，又能通利三焦，是宣中有清，苦泄折热而又宣畅郁结；香豆豉辛苦微寒，宣展气机而开郁，透邪外出而不伤阴，有火郁发之能。两药相须为用，宣降相因，清透并举，功效称奇。但在使用本方时，要注意药物的用量比例和煎服法。一般说，因以郁为主，其热不甚，寒凉药物易阻气机，故方中栀子用量要少，豆豉用量可多一些。若以热为主则反之。吴鞠通应用本方，以栀子五枚和豆豉18g相配，即是范例。在煎法上，宜先煮栀子，后纳香豉，意在取香豉轻清宣透气机，而畅胸膈，开达气郁。服药后，若气机宣通，正气涌邪外出有时可见呕吐，这说明气机已畅，可止后服。但必须注意，呕吐非必见之象，只要胸膈舒畅，热退烦除，即可停服。

栀子豉汤主要解决郁烦之症，若卫分之邪未净者，还须配合薄荷、牛蒡子等宣解肺卫，或再加入银花、连翘、桑叶等，以增清透邪热之功。若呕吐较甚者，可加竹茹以降逆止呕。若腑气不通，酌情加通腑泄热之品，俟腑气一通则有利于胸膈气机宣畅。

邪热化火伤津，热灼胸膈，壮热烦躁，心热如焚，唇焦咽燥，口渴引饮，甚则咽红肿痛，口舌生疮，舌红赤，苔黄燥糙老且干，脉滑数有力，治当上清下泄，凉解膈热，用凉膈散加减。

凉膈散：大黄、芒硝、甘草、山栀、薄荷、黄芩、连翘。

本方以连翘、薄荷、竹叶、山栀、黄芩清透上焦，泻火解毒；大黄、芒硝咸苦软坚，通腑泄热，导邪下行；甘草、白蜜甘寒润燥，缓硝黄之峻烈，调和诸药，使热祛而正气不伤。目前临床使用多改为汤剂，用量视患者年龄、体质及病情而增减。尤其是方中之大黄、芒硝，用量要小，以大便得通，膈热已减即可。余热未清时，可加银花、板蓝根等清热解毒之品，余热仍未清时酌情增减，以适为度。

若因肺热日久，炼液成痰，痰热阻肺，肺气不降，肺热不解必然下灼大肠，肠燥津伤，糟粕内停，阻塞腑气，以致肠腑热结，腑气不通，肺热难除。症见喘促不宁，痰涩壅盛，潮热便秘，甚则腹满硬痛，阳明腑实，其舌红且干，苔见黄腻或黄滑厚垢，脉数实有力，右寸为甚。治当宣肺气清化痰浊，攻热结以通腑气，选用宣白承气汤加减。

宣白承气汤方：生石膏、生大黄、杏仁、瓜蒌皮。

本方为吴鞠通所创，属于加减承气之类。方中石膏辛寒入肺，达热出表；大黄苦寒直达大肠，荡涤热结，通畅腑气，引热下行；杏仁辛微温以利肺气而止咳平喘；瓜蒌皮清肺热，开胸中之气以助化痰。此清、下并举，使肺与大肠之热并除。宣肺通腑，肺肠同治，故曰宣白承气汤。在临床时，常有肺热喘咳较重，而便秘不通，舌老垢黄而质绛时，必须肺与大肠合治，否则单纯用凉以定喘止咳，难以速愈。

（3）风温邪热入营，热势增剧，起病急骤，病情凶险，灼伤阴液，炼液为痰，痰热阻闭心窍。症见身热灼手，神志昏迷，舌謇言涩，或时时谵语或昏愦不语，甚则四肢厥逆，舌质红绛少津，舌黄燥甚则干裂，脉见细滑而数或细数有力。根据入营情况，先用"入营犹可透热转气"方法。若单纯属于痰热蒙蔽，内陷心包，必先清心豁痰、芳香开窍，透心包邪热外出。可用清宫汤送服安宫牛黄丸或紫雪丹、至宝丹、神犀丹等皆可。

清宫汤方：元参心、莲子心、竹叶卷心、连翘心、犀角尖、连心麦冬。

清宫汤是吴鞠通所创，清宫是清膻中之意，因膻中是心之宫城，心包为心之外衣，膻中痰热能清则心窍自开。方中以犀角为主，清心热，辟秽解毒；配元参以滋水制火，补心阴之不足并为方中之君药；麦冬甘寒生津，散心中秽浊之气，故以为臣；竹叶、连翘轻清透邪为佐；莲心甘苦而咸，交通心肾，故以为使。诸药皆用心者，取其入心，清秽浊而泄心热之意。全方以清心养阴为主，豁痰开窍之力不足，在痰热阻闭，神昏严重时，尚须配合安宫牛黄丸等豁痰开窍之品。

安宫牛黄丸、紫雪丹、至宝丹、神犀丹均具有清心豁痰、开窍醒神之功。安宫牛黄丸有清热豁痰之长；紫雪丹兼有凉肝熄风，通腑泄热之能；至宝丹则擅于芳香辟秽开窍，对高热神昏，痰热阻闭之时用之；神犀丹功为开窍醒神，热闭时用之尤效。

（4）入血之初仍当考虑透热转营转气而解。若属阴亏津竭可用加减复脉法或三甲复脉以定虚风之动。灵活应用活血通络、凉血育阴法。

（三）临床常见病的治疗

1. 温邪上受（如上呼吸道感染）

温邪上受，就是风温邪气从口鼻吸受之后，经呼吸道而内郁于肺，发生风温卫分证。因肺主卫而外合皮毛，所以发热而微恶风寒，头痛不重，咽红且痛，口干而渴，鼻塞甚则微咳。治疗时，但咳者，用辛凉轻剂桑菊饮加减；若但热不恶寒而渴者，用辛凉平剂银翘散加减。

桑菊饮方：桑叶9g，菊花9g，薄荷（后下）1.5g，连翘9g，杏仁10g，苦桔梗6g，生甘草3g，芦根10g。

加减法：①咳嗽较重，咽关作痒，痰不易咯者，此风热在肺，蕴郁不解，方中当加宣散风热之品，如前胡6g，炒牛蒡子5g，金沸草6g。②温邪蕴热较重，右手寸关弦滑数有力，舌红且干，痰渐稠黏，方中当加黄芩9g。③风温蕴热渐重，热灼伤津液者，口干且渴，舌质渐红，此时可加花粉9g以生津止渴。患者必须素食，防其停滞增热，否则可令蕴热加重，或转为气分阶段。④热邪初入气分，口干思饮，脉象洪数或滑数有力者，方中可酌加清气热之药，如生石膏10g，知母6g，以撤其热。但药量不可过大，因热势虽初入气分，防其凉遏气机，反而生变。⑤胃热过甚，温热化火，火热上炎，唇焦干裂，舌疮心烦，夜不得睡，心中懊恼，热在胸膈者，可加生栀仁6g，黄芩10g。⑥若口干心烦，舌黄根厚，脉象滑数有力，大便干结，小溲赤黄，可加大黄1.5g，元明粉1.5g。⑦如热甚迫血、衄血或便血者，加鲜茅根30g，小蓟10g，鲜藕30g。⑧若小儿心烦夜寐不安，舌黄根厚，舌尖起刺，此肝胆之热，胃不和消化欠佳，方中加焦麦芽3g，竹叶3g，竹茹3g，胡黄连3g，钩藤6g。

银翘散方：连翘30g，银花30g，苦桔梗18g，薄荷（后下）10g，竹叶12g，生甘草15g，芥穗12g，淡豆豉15g，牛蒡子18g，上药为散，每服18g，日四次，或每四小时一次。根据病情转化，随时煎汤剂急治。加减法可参考以上桑菊饮。

2. 温热喉痹（如咽炎等）

温热喉痹是风温在卫分的一个证候，虽有卫分的症状，但以咽痛且红，脉象浮数为主。舌苔多白干，质略红，或有头痛，寒热，咳嗽等。治疗宜辛凉清解，甘寒泄热，仿银翘散、甘桔汤意。

［处方］苦桔梗9g，生甘草6g，薄荷（后下）1g，前胡3g，牛蒡子4g，银花9g，连翘9g，芦根10g，黄芩9g。

加减法：①头痛，寒热较重，脉浮数，舌苔白，咽微红者，重点仍以疏卫为主。方中用淡豆豉12g，炒山栀6g，荆穗3g，桑叶9g。②若以咽红、口干、心烦等热重为主，脉滑数较有力时，舌必干红，方中加用大青叶12g，青果6g，山豆根9g，锦灯笼6g。③若肺热较重，口干心烦，咳嗽痰黏，大便2~3日未通，可于方中加瓜蒌15g，黄芩9g，枳壳6g。④病人素体阴分不足，唇红舌干心烦，脉象细弦小数，当于方中加知母 6g，细生地 10g，元参 10g。⑤外用吹喉药物：如冰硼散 1g 吹喉，或西瓜霜 1g 吹喉，或锡类散 1g 吹喉。

3. 温热喉蛾（如化脓性扁桃体炎）

温热喉蛾，往往由于喉痹治疗失当，病情加重而来，或温邪蕴热较重，邪热上灼咽喉所致。见身热骤升，心烦口干，甚则懊侬不寐，咽红肿痛，发生白腐化脓，大便 2~3 日不通，舌苔黄且干根厚，脉多滑数，或浮滑数，两寸尤甚。此属风温蕴热互阻气分，阳明腑实，积热上蒸，邪已从卫分入气分，必须用凉膈清泄方法。如凉膈散、栀子豉汤化裁。

[处方] 薄荷（后下）1g，黄芩 9g，连翘 9g，山栀 6g，淡豆豉 12g，生甘草 6g，芒硝（冲）1.5g，大黄（后下）2g，冰硼散或锡类散 3g 吹喉。

加减法：①若因气热过盛，阴津受灼，舌红苔黄无津时，方中加元参 15g，麦冬 10g，知母 10g，以滋阴泄热。②若舌绛且干，舌体瘦老，心烦唇焦，此热势鸱张，阴津受灼，方中去薄荷、淡豆豉，加沙参 15g，元参 15g，川贝 6g，花粉 10g。③若咽红且肿，大便如常，口干唇焦，加沙参、麦冬、元参、知母，减薄荷、豆豉、硝、黄。④若热势不减，身热夜甚，脉象弦细，舌绛起刺，此乃气分之热灼伤阴津，急以甘寒增液，育阴清热。方中去薄荷、豆豉，加生地、白芍、元参、麦冬、石斛、沙参、牛膝。⑤热甚津伤，甚则热迫营分，鼻衄痰血皆见，可改用甘桔汤加育阴生津之品。药如：苦桔梗 9g，生甘草 6g，沙参 24g，元参 15g，生地黄 18g，麦门冬 15g，石斛 15g，白芍 18g，牛膝 3g，紫雪丹 3g 外吹喉部。⑥若见身热口干，脉象滑数，头晕有汗，咽肿痛甚，此时以清气为主，但仍须配合疏卫之品，防其寒凉阻遏气机，反而热增。⑦如气热过胜，迫及营分，鼻唇干裂，口舌生疮，必须用凉膈泄热，育阴增液，但不可过用滋腻，恐其过腻滋润，气机不畅，热郁不解，反而增重。⑧根据舌苔腻润，浮白且干，此湿郁中宫，热在气分，当清气而不可过凉，如竹叶、蝉衣、僵蚕、连翘、山栀之类。脉若沉濡或舌腻，胸闷者，酌加清化湿郁之品，药如杏仁、炙杷叶、半夏、冬瓜皮等。若属腻厚可加焦麦芽、神曲、焦山楂、槟榔、大腹皮等。

4. 风温咳嗽（例如支气管炎）

风温咳嗽，主要是由于风温蕴热与痰浊互阻，肺气升降失司所致。主要症状是咳嗽有痰，或咳势加重，吐痰黏稠，或咳震胸中痛等。治疗时，若卫分证未清，仍当先治卫分；邪已化热入气，则当清气，但不可过用清气药物，防其阻遏气机。若有积热、湿浊、痰火、积滞等其他原因，应辨证施治，不可一成不变。

风温初在卫分，若见发热，微恶寒，头痛，咳嗽，咽痒无痰，舌白且干，脉浮数，咽红不痛，二便如常，治以疏解肺卫为主。桑菊饮加减。

［处方］荆芥穗 3g，淡豆豉 10g，前胡 6g，炒牛蒡子 4g，杏仁 10g，桑叶 10g，菊花 10g，山栀 3g，芦根 20g。

加减法：①若脉象洪滑有力，舌红口干且渴，阵阵头额汗出，此为化热之象。酌加清气之品，如黄芩 6g，芦根 10g，竹叶 3g，生石膏 6g。但清气之品不可过重，防其卫气不疏，病势加重。②若舌白微腻，脉象略有濡象，或恶寒明显，痰白且稀，此表气不疏，湿邪阻中，方中加苏叶 6g，苏子 6g，半夏 10g。

风温已入气分，化热渐重，口渴思凉饮，脉洪心烦，但热不寒，阵阵头汗出，舌红苔黄且干，大便干结，小溲赤少，可用辛凉重剂白虎汤加减。

［处方］薄荷（后下）2g，生石膏（先煎）15g，前胡 6g，杏仁 10g，浙贝母 10g，知母 6g，生甘草 3g，连翘 10g，竹叶 3g，芦根 10g。

加减法：①若舌苔白而不干者，生石膏当少用。②若咽痒而痰不多者，加炒牛蒡子 3g，金沸草 6g。③若舌苔黄且干，根部厚，大便不通，口臭，心烦，不能安寐者，可用凉膈散加减。或于方中加黄芩 9g，山栀 6g，大黄（后下）3g，元明粉（冲）3g。

风温至气分而挟湿邪，舌苔薄腻而黄，脉象濡滑而有力，咳嗽胸中满闷，头胀且沉重，周身乏力，大便不实。若有口干，心烦，亦不欲饮，可用宣肺肃降，少佐芳化。

［处方］苏叶子各 4g，桑叶 6g，菊花 10g，前胡 3g，杏仁 10g，芦根 15g，炒牛蒡子 5g，半夏 10g，陈皮 6g。

加减法：①若舌根部苔厚，大便不畅，口味作苦，可于方中加保和丸 18g 布包煎，焦三仙各 6g。②若湿痰较重，舌苔白滑腻，脉象沉滑，或濡软且滑，脘腹胀满，大便通而不爽者，方中加荆穗炭 10g，莱菔子 10g，白芥子 4g，冬瓜子 10g。

风热渐解，咳嗽痰吐不多，夜间病重，不得安寐，脉小滑略数，舌苔虽化而质红，可用轻泄肺热法。

［处方］前胡 6g，杏仁 10g，金沸草 10g，浙贝母 10g，黄芩 10g，炙枇杷叶 10g，苏子 10g，芦根 10g。

5. 温热喘咳（例如大叶性肺炎）

温热喘咳，是风温病之较重者。主要症状是气分证，如身热头痛，喘咳，胸痛，口渴，咽干，痰黏稠黄，甚至寒战，脉浮数或滑数。治疗以祛除风温郁热为主。但忌用大量寒凉药，否则反而凉遏，使气机闭阻。

风温袭肺，蕴郁化热，初入气分，高热，寒战，头痛，胸疼，有汗，口渴思凉饮，咳喘痰黄，脉象滑数或浮滑数。治疗宜疏卫宣化，清肃止咳。忌荤腥饮食。

［处方］苏叶 6g，生石膏 15g，前胡 6g，桑叶 10g，杏仁 10g，银花 10g，浙贝母 10g，芦根 10g。

加减法：①如肺气不宣，喘促闷满者，加苏子 6g，炒牛蒡子 10g。②如发热口渴，汗出较重，脉洪滑有力而数者，加生石膏至 20g，知母 10g。③如气促痰声较重，舌苔黄厚，方中加莱菔子 9g，甜葶苈 3g。④如咳嗽不爽，咽痒者，加金沸草 10g，炙枇杷叶 10g。

风温蕴热已至气分，多以大热，大渴，寒战，胸痛，头面汗出，脉来洪大，舌多糙黄且干，咳嗽痰黏黄厚，热郁肺胃较重者，以白虎汤为主治疗。

［处方］生石膏（先煎）30g，生甘草 6g，知母 6g，前胡 6g，杏仁 10g，芦根 20g。

加减法：①脉若沉涩，阵阵恶寒，火郁不解，方中减石膏用量，加蝉衣 6g，片姜黄 6g，僵蚕 10g，苏叶 4g，苏梗 4g。②若是肺热过重，咳嗽痰多，体质强实者，可原方加三子养亲汤。③若喘促而胸中热甚，两寸脉滑实有力，方中加葶苈 10g，旋覆花 10g。④若属肺实挟有积热，脉实两寸搏指有力，体质强实，舌苔老黄厚者，可原方加枳实、大黄以攻之。

风温蕴热过重，来势又猛，逼邪内陷，神志昏沉，咳嗽痰重，高热不退，大便不通，脉来洪滑有力，治疗宜宣郁豁痰，通腑清气。

［处方］薄荷（后下）2g，前胡 6g，生石膏（先煎）10g，菖蒲 10g，片姜黄 6g，瓜蒌 15g，局方至宝丹 1 丸分两次药送下。

加减法：①若属腑气不通，脉实有力，舌苔黄厚干，口味甚恶，腹中胀满，小溲色黄，可用牛黄承气法。②热郁不解，神志不清，脉滑实苔黄厚者，可去至宝丹，改用紫雪丹 9g 分二三次服。③如昏迷，阵阵潮汗，脉濡滑数，按之无力，舌苔白腻，又在暑热季节，先考虑湿邪为患，用芳香宣透方法。

［处方］佩兰（后下）12g，藿香（后下）10g，淡豆豉 10g，山栀 4g，厚朴 6g，陈皮 6g，菖蒲 9g，郁金 6g，芦根 10g，六一散（冲）15g。

风温渐退，正气不足，往往缠绵不解。若脉弦细者，当考虑阴伤血少，当以养血为主。若两脉虚弱无力，舌淡润者，可用香砂养胃之类；但甘温之品禁用，防其伤阴生热。药用沙参 10g、茯苓 10g、枳壳 6g、生白术 6g、砂仁（后下）1g、白扁豆 10g、生苡米 10g、鸡内金 10g。

6. 肺痈（例如肺脓肿）

温热内蕴日久，过食膏粱厚味，消化不佳，都能导致热蕴于肺，久则生痈化脓，成为肺痈。主要症状是咳嗽，胸痛，吐脓血痰，味腥臭。一般可按以下几个阶段进行治疗。

风温蕴热，内迫于肺。症见身热头晕，微有寒热，咳嗽咽干，胸部作痛，痰多黄稠，舌红苔腻，脉象滑数。治疗用辛凉清解，肃降化痰法。仿桑菊饮、银翘散方意化裁。

［处方］薄荷（后下）3g，前胡 6g，浙贝母 12g，杏仁 10g，苏子 10g，黄芩 10g，生石膏（先煎）12g，鲜茅根 30g，鲜芦根 30g。

加减法：①若上焦风热较重者，去生石膏，加白蒺藜 10g，桑叶 10g，菊花 12g。②若痰浊肝火上冲，痰黄黏稠，加晚蚕砂（布包）10g，冬瓜子 20g，黛蛤散（布包）10g。③若内热转重，舌红口干，咽红痛者加银花 10g，连翘 10g，大青叶 10g。④若苔黄厚，肠胃积热者，加焦三仙各 10g，槟榔 10g，鸡内金粉（冲）6g。

肺热痰湿互阻，症见咳吐黏痰色黄味臭，舌红苔腻根厚，脉象滑数有力，两寸尤甚。治疗必须清泄肺热，化其痰湿，仿葶苈大枣泻肺汤、皂角丸意化裁。

［处方］甜葶苈 6g，前胡 6g，黄芩 10g，桑白皮 12g，皂角 6g，苦桔梗 10g，生甘草 6g，银花 15g，川贝母粉（冲）3g，醒消丸（分服）6g。

加减法：①若表气未宣时，仍宜加用疏解表邪之品，如苏叶、豆卷，甚则荆穗、防风皆可。②若胃肠湿滞，舌苔黄垢根厚者，用苦泄清化为主，方中加黄连 6g，栀子 6g，焦三仙各 10g。③若热渐入营，舌绛口干，唇红心烦者，当加凉营泄热之品，如鲜茅根 30g，赤芍 10g，白头翁 10g，炒地榆 10g。④若大便干结者，可加大黄（后下）3g。

热蕴日久，症见咳嗽痰黄，其状如脓，臭秽难闻，身热烦躁，憎寒，胸痛，夜寐不实，溲黄，脉象弦滑数，舌红口干。治疗用清化痰热，活血化瘀方法。

［处方］鲜苇茎 18g，冬瓜子 30g，桃仁 6g，薏苡米 30g，鱼腥草 30g，甜葶苈 3g，黄芩 10g，皂刺 3g，银花 30g，犀黄丸 3g 分两次送下。

加减法：①若湿邪较重者，凉血药物及苦寒之品要酌减其量。或方中可加祛风药物，以风胜其湿也，但量不可重，防其辛温助热。②热郁在气分不解者，加杏仁、防风，以开其郁，疏其气机。③热毒较重者，加蚤休 10g，连翘 10g，赤芍 10g，花粉 10g。④舌苔浮黄根厚，两关独滑，此胃肠积滞不化，在原方中加用焦三仙各 10g，鸡内金 10g，槟榔 10g。

肺痈破溃脓血排净之后，痰已无味，咳嗽大减，形气瘦弱，舌红，口干，低热退而未净，脉象小弦细而数。治疗当甘寒育阴，活血通络。

［处方］南、北沙参各 30g，麦冬 10g，川贝母粉（冲）3g，苦桔梗 10g，生甘草 6g，生苡米 30g，赤芍 10g，桑白皮 10g，地骨皮 10g。

加减法：①肺痈溃后，余热不清，不可专用苦寒或解毒之品，必当调和气血，药如白芍、当归、茜草等，既要活瘀，又要养血，切不可一味攻破，也不可纯补养。②若长期难以恢复，可能正气不足，经详审脉象、色泽、舌苔等，属气虚者当酌以益气，属阴伤可增液育阴。若属结核或其他原因者，当仔细考虑，酌情用药。益气可用黄芪、白术、茯苓、炙草、太子参等。养血可用四物加旱莲草、女贞子等。③若有湿邪留恋，当重点治湿，湿减可用茯苓、扁豆、冬瓜皮、生白术等以扶脾养正。

二、春温

春温是伏邪温病，由于温邪郁久化热，至春季随阳气开泄，自内而外，或再感新邪引动伏热而发的一种伏气温病。开始即以壮热，烦渴，甚则神志不清，昏迷痉厥等里热过盛，阴分不足为主要症状。

（一）春温的致病原因

春温的致病原因，首先是感受了冬令的寒邪。但其发病又不是直接由寒邪所致，而是寒邪潜伏体内，郁久化热，至春伏热外发所致，故体内伏热才是发病的直接原因。就是说只有寒邪转化为热，或是热郁于里才能成为春温。

古人认为，导致寒邪侵袭，潜伏体内的内因，是冬令失于闭藏，精气暗为发泄，肾气先虚，故而成为春温。春温的发病形式有"伏邪自发"和"新感引发"两种情况。伏邪自发者，是由于寒邪郁久化热，内热渐炽，至春季少阳升发，阳气开泄，内热随之骤然外泄，所见之证为纯然里热之象。新感引发者，是由于内有伏热，又新感春令之邪，内外相引，内外同病，除见里热证外，还兼见恶寒，无汗，咽红，口渴，头晕，咳嗽、身热等卫分证。

本病开始有发于气分和营分的不同。发于气分者多是正气抗邪能力较强，病情尚轻，治疗以清气为主。若发于营分，说明病位较深，营中阴液亏损，正气抗邪之力较弱，故病势较重。但是，若能临床治疗得当，或能运用"入营犹可透热转气"的理论，亦可逐渐转出气分而解。如治疗失当，延误病机，即是邪在气分，亦会迅速深入营血，造成病情恶化。宜采取积极有效的治疗措施，促使病情向愈。

（二）春温的辨治

1. 发于气分，热邪炽盛

春温乃伏热从里外发，故身热不恶寒；热邪炽盛，灼伤津液，故口苦而渴；胃热上逆，失于和降，故时而干呕；热扰心神，故心烦而夜寐不安；心热下移膀胱故溲短赤；热在气分，故舌红而苔黄且燥；热邪蕴郁，故脉来弦数。可用吴鞠通黄连黄芩汤苦寒折热方法。

黄连黄芩汤（苦寒微辛法）：黄连6g，黄芩6g，郁金4.5g，香豆豉6g，水五杯，煮取二杯，分两次服。

方中黄连、黄芩以泄心肺之热，取苦寒折热方法；郁金味辛寒，辛以开郁，寒以泄热，入血分以化瘀活血，可疏调肝胆，清其郁热；香豆豉味辛性微温，有宣发郁热，驱邪外出之能，适用于邪热内郁，疏解卫分之功。四味相配，清热中有宣达气机之能，使邪热有外达之机，方中清热解郁之力强，保津之力弱，若阴伤者可增玄参、白芍以养阴生津，酸甘以和阴也。柳宝诒说："治伏气温病，当步步顾其阴液"。

2. 发于营分，阴液早伤

邪热入营，营阴早伤，心神被扰，故日夜发热，夜甚于日，以夜间热重；邪热耗伤营阴，夜间阴气主令，阴得阴助，故正邪亢争有力；营气通于心，心主血藏神，今营阴伤不得藏神，故轻则烦躁，重则神昏谵语；咽干，口反不渴，邪热入营，蒸腾营阴上潮，口得津液濡润，故不甚渴。舌绛无苔，脉象多以细小且数为主。此多因伏热过盛，耗损营阴，故病情多在阴分。治疗以清营养阴方法，用清营汤。

清营汤（《温病条辨》方，此咸寒苦甘法）：犀角（磨汁兑入）（用水牛角代用亦可）9g，生地15g，元参9g，竹叶心3g，麦冬9g，丹参6g，黄连4.5g，银花9g，连翘（连心用）6g，水八杯，煮取三杯，日三服。病重时可每四小时服一煎。每日两剂，每剂分三次服。

本病为热在营中，损伤营阴，故治疗抓住清营热、养营阴、透热转气这三个环节。清营汤中以犀角（水牛角代）之咸寒，入营分而清营中之热；黄连入心营，其味苦，能助犀角清热解毒；生地、元参、麦冬，滋养营阴而清润邪热；丹参除血中瘀热而安神；银花、连翘、竹叶清轻宣透，有透热转气分之能。诸药配伍，相辅相成，应用得当，自有其效。

若热在营分，兼有恶寒，无汗、头痛、咳嗽等卫分证时，亦应于清营汤中，加香豆豉、薄荷、炒牛蒡子等宣透肺胃之品。

3. 热结于肠

春温患者由于素体阴亏较甚，里热炽盛，复伤其阴，故热结肠间，多有明显阴虚之候，严重时可因阴损而耗气，伴有气阴两伤之证，这与风温病中所见的单纯阳明腑实证不同。

（1）腑实阴虚：本证既有潮热、便秘、脉沉等阳明腑实气分热证，又见形瘦、口干、舌燥红绛、苔焦黄而口臭、脉象沉取滑数有力等。治之当用滋阴攻下法，如增液承气汤《温病条辨》方。

［处方］元参30g，麦冬（连心）24g，细生地24g，大黄（后下）9g，芒硝（后下）4.5g，水六杯，煮取四杯，先服一杯，大便不下，隔四小时再服。

本病为邪实阴虚之证，故治疗不可纯予攻邪，而宜邪正兼顾，以取滋阴液、攻热结，双管齐下的方法。增液承气汤中重用元参、麦冬、生地，大补阴液，增水润燥有助通腑；配大黄、芒硝推荡下夺，共奏通腑泄热之功。本方适用于温病阴伤腑实，临床应用甚多，是养阴液而不恋邪，攻结而不伤阴，通腑效果胜于单纯攻下。

（2）腑实兼气阴不足：本病多由上证发展而成，腑实必伤阴，应下失下，迁延日久，阴损及气，故表现出上证，且增加了气不足之证，阴虚的程度也有所增重。用增液承气汤滋阴攻下已不能胜任，故改用益气养阴，攻下热结，仿新加黄龙汤治之。

［处方］细生地15g，沙参24g，元参30g，麦冬15g，当归身6g，海参二条（洗净），水八杯，煮取二杯，先服一杯。如腹中转矢气者，为欲便也，加用沙参30g、人参粉（冲）6g，煎汤温服之。

本病为正虚邪实，病情重笃，攻之不行，补之不可，故以本方攻补兼施之法（古人每以黄龙汤，攻药与补药共进）。

（3）腑实兼火府热盛：腑实津液大伤，潮热便秘，小肠热盛，津液被灼。小肠为火腑，主分别清浊，津液不得下渗膀胱，壅滞气机，故小便灼热涩痛；舌红苔黄糙老根厚，全是气分热盛伤津之征；脉沉细弦小数按之有力，说明实邪内结。用导大肠之滞，清小肠之热法。方用导赤承气汤（《温病条辨》），原方去黄柏，加元参 15g、沙参 15g。

［处方］赤芍 9g，细生地 15g，黄连 6g，沙参 15g，元参 15g，生大黄（后下）9g，芒硝（冲）3g，水五杯，煮取二杯，先服一杯，大便不下，四小时后再服一杯如前法。

方中减黄柏者，恐其燥也；增元参、沙参，一为咸寒增液以润燥，一为甘寒益气以清气分之热。在临床时特别注意，不可见小便不利而用利尿之品，一恐淡渗伤阴，又恐利尿伤肾。故吴鞠通常言："忌五苓、八正辈"。

4. 热邪深入至营血

春温初发气分，不从外解，可很快深入营血。若初发营分者，则入血尤速。常见证候有热盛动血、肝热动风，亦可见到气营或气血两燔之证。

（1）热盛动血：热入血分，灼伤血络，血热妄行，溢于脉外。血分之热虽盛，但阴液被耗，故见灼热无汗之象；血热而心神失于潜藏，故躁扰不安，甚或昏狂谵语；血溢脉外，瘀于皮下则为发斑，斑色紫黑说明热毒深重，阴液大伤；热灼肺胃之络，则见吐血、衄血；热伤大肠、膀胱之络，则便血、尿血；若血溢肠间，瘀久色黑，故见（潜血）黑便；瘀热内阻，故口干而时欲漱口不欲下咽；舌质深紫或绛或有瘀点瘀斑，脉多沉数细滑，全是血分热盛之象。治疗可用凉血散血，清热解毒，方用犀角地黄汤或增减运用。

犀角地黄汤《温病条辨》方：

犀角（用水牛角代）（靡汁兑入）9g，生地黄 30g，生白芍（原方 9g）30g，丹皮 9g，水五杯，煮取二杯，分两次服。若病重者可连续服，每三小时服一杯。

此乃热入血分，迫血妄行，致血溢脉外，故首用凉血解毒，以清血分之热为主，血热除则迫血妄行必止。但由于热伤阴液，血液黏滞，凝而为瘀，或已离经之血，瘀滞不去，阻于脉络，使血不能流畅，最易外溢，而血积聚亦是造成出血原因。在治疗时还需滋养血中津液，配以活血化瘀之品，以除其血中积聚。犀角地黄汤中以水牛角之咸寒入血，凉血解毒；生地甘寒，养阴清热，增血中津液，去血中瘀滞；丹皮辛寒，凉血活血，散血中伏热；白芍酸甘寒以养血和阴，且祛瘀生新，然从临床实践中观察，养阴分以白芍为好，祛瘀血仍是赤芍为当，所以说当用赤芍或赤白芍同用。本方是凉血而不寒凝，止血而不留瘀，养阴兼以泄热，活血以利止血。可谓法度严谨，配伍精妙，为治血热动血之良方。

此外，根据临床出血的部位不同，可在本方的基础上，加入相应的凉血止血药物。如吐血、发斑者加茅根、白头翁、知母、茜草等；衄者加侧柏炭、牛膝等；便血加槐花、槐米、地榆、白头翁、赤小豆等；尿血者加小蓟、血琥珀、三七、云南白药等；血液之病尤其是血热妄行出血，以鲜藕煎汤徐徐饮之最佳。

（2）气营两燔：本阶段为气分邪热未解，而营分或血分之热又盛，形成气营两燔或气营血三燔之候。气营两燔者，可见壮热，口渴，头痛，烦躁，舌红绛，苔黄糙老无液。一般无出血现象，病情尚轻。若再重时，可气营血三燔者，除见气分证外，又见营分证，还出现明显出血现象。此时病势较重，治疗时以气营血三清方法。用加减玉女煎增味。

［处方］生石膏（先煎）30g，知母12g，元参18g，细生地30g，沙参30g，赤芍24g，僵蚕9g，片姜黄6g，茅根30g，芦根30g，水八大杯，煮取四大杯，分三次服。夜间仍服一剂，煎服如前法。

由于气营血三燔不同于气血两燔及气营两燔，故药物、服法皆当加重，以抢救其急。方中用加减玉女煎清气凉营，滋阴养液，如病势重，当增量。沙参以甘寒清气增液，并有益气之功；加赤芍以凉血化瘀；增姜黄是助赤芍之活血化瘀之力；僵蚕有清风祛热之能，因其味咸又有破结之功，因属动物之品故轻灵升和，有升清降浊之力；茅、芦根是清气而又凉血；若血热较重时，可加水牛角（磨汁兑入）24g，丹皮12g。根据临床具体情况，酌情增损用药。

（3）温邪日久，真阴不足：春温日久，阴分灼伤，肝肾下元不足，多导致正虚邪热不清。因阴液不足而火热更炽，故身热不已，口干咽燥，心烦急躁，夜不成寐，舌瘦干而液少，苔黄糙老而质红绛，脉象以细数为主，若真水过耗，心火独亢，形成下虚上实之象。治疗用育阴清热方法，如黄连阿胶汤之类。

著属阴伤血少，肝风内动，邪热深入厥阴，身热壮盛，舌绛如碎，手足躁扰，甚则瘛疭，狂乱痉厥，脉象细弦小数，沉取有力，必须急则治标，先清邪热以定风邪，缓其抽搐。用羚羊钩藤汤加减。

温邪经久不愈，热邪耗阴，损伤正气，身热不退，手足心热甚于手足背，口干，形瘦，面色暗浊，舌瘦唇干，舌红绛甚则紫暗，舌面干裂，心悸烦躁不安，两耳鸣响，两脉细小滑数或有结代，神疲倦怠，心气不足，心中不安，全是肾精亏损，下元虚衰，虚热上亢，营血大伤。治疗必须滋补真阴，以复其脉，可用吴鞠通加减复脉汤（《温病条辨》）。目前我们在临床中，要以大量育阴增液缓缓口服，再用液体静脉输入。用药要根据当时具体情况，酌情加减。甘温药切不可用，高热量饮食，暂不可进。

（三）临床常见病的治疗

1. 春温（流行性脑脊髓膜炎）

流行性脑脊髓膜炎是发于春季的传染病。本病初起即见里热阴伤，或表里同病，故属春温范围。其原因是由于冬令人体精气失于固藏，感受邪气伏藏于里，郁久化热，至春月阳气开发，伏热外溢，或因再感新邪引动伏热而发本病。由于本病是伏热为患，所以发病初起就见高热，烦渴，头痛，恶心，呕吐等症；有时皮肤黏膜出现瘀点或出血斑，脉象多以洪滑数为主，舌质绛干，舌形偏瘦，苔黄糙老，舌尖部起芒刺，甚则神昏痉厥。本病以 15 岁以下儿童较为多见。临床特点：发病急，传变快，变化多，病情重，如叶天士所说："温邪传变最速"。前人认为是属伏气温病，所谓"冬伤于寒，春必病温"，是由内而外发的温邪。由于人体有体质强弱的差异，内热蕴伏亦有轻重不同，初起虽为里热见证，但有邪在气分及营分之别。

（1）春温发于气分证：本病乃伏邪内蕴，从内而外。热郁于里，故见心烦，口干，身热，不恶寒，口苦渴饮，小溲赤少，舌红苔黄，脉象洪滑而按之弦滑数。若属新感引动伏邪，可能伴有头痛，恶寒，无汗或少汗等卫分证，治疗时一定酌情少佐疏卫药物。可用吴鞠通《温病条辨》的黄连黄芩汤加味。

［处方］黄连 3g，黄芩 10g，郁金 9g，香豆豉 10g，生石膏（先煎）15g，元参 15g，芦根 10g。

加减法：①若卫分证明显，舌苔白，舌质不红，口不干燥，口不渴引者，减生石膏、元参。②若脉洪滑有力，口渴引饮，身热，头额汗出，甚则遍体有汗者，加生石膏至 30g，知母 10g，花粉 10g。③若舌质红，苔黄根厚，大便不畅，腹中不舒，右脉关尺滑而略有力时，此消化欠佳，当方中加焦三仙各 10g（即焦麦芽、焦山楂、焦神曲三味），槟榔 10g，山栀 6g。

（2）春温气营两燔证：因为本病是伏邪温病，从内往外而发，可能开始即为气营两燔之证，见高热，口渴，心烦，头痛，烦躁不宁，肌肤发斑，甚则吐血、衄血，舌绛干裂苔黄根厚，脉来滑数，按之尤甚。治疗应用两清气营方法，仿吴鞠通《温病条辨》加减玉女煎。

［处方］生石膏（先煎）20g，知母 9g，元参 10g，生地黄 15g，麦冬 10g，蝉衣 6g，僵蚕 10g，片姜黄 6g，茅根 20g，芦根 20g。

加减法：①若气血两燔之外，尚有卫分证之恶寒，头痛，咳嗽，咽干时，方中加淡豆豉 10g，山栀 6g，杏仁 10g，枇杷叶 15g。②若心烦急躁，胸中满闷，每夜因梦惊醒，属热郁于内，当以宣郁升和兼泄胆热，方中加瓜蒌 15g，枳壳 6g，杏仁 10g，大黄粉（冲）1g。③若咳嗽痰黏且多，舌苔黄腻根垢，脉象沉取或按之濡软，此痰湿化热阻于膈上，当加苏子 10g，清半夏 10g，蛇胆陈皮（冲）3g，但甘寒滋腻之品暂不宜用，防其助湿作喘不利于病。

（3）春温热在营分证：春温邪热，深入营血，血热炽盛，往往迫血妄行。但热入血分，亦消耗营血津液，故灼热无汗，躁扰不安，甚则神志不清，舌红干裂质绛，苔黄根部尤甚，尖部起刺，糙老无液，脉沉弦细数。热邪入营，迫血不能循经而溢于外，故见各种出血之证，如吐、衄、便血，或斑疹紫黑，唇暗或黑，都属热邪深入营血之象。治疗应清热解毒，凉血散血，用犀角地黄汤之类加减。

［处方］犀角粉 1g（或用水牛角 6g 研细冲），生地黄 15g，赤芍 10g，白芍 10g，丹皮 10g，紫草 10g，地丁草 10g。

加减法：①若皮肤斑出，热邪闭郁，当以开其郁热，活血凉营，方中加蝉衣 6g，僵蚕 10g，片姜黄 6g，大黄粉（冲）1g。②若吐血色紫，可加鲜茅根（干者亦可）30g，知母 10g，黄芩 10g，茜草 10g，白头翁 10g，牛膝 3g。③若衄血较重，加侧柏叶 10g，鬼箭羽 10g，干荷叶 10g，牛膝 3g。④如便血多时，方中加槐花 10g，地榆 10g，荷叶 10g，藕节 10g。⑤若小便带血较重时，加鲜茅根 30g，鲜藕 60g，小蓟 10g，血琥珀（研细末装胶管分两次服）3g，若病势重者再加三七粉（冲）3g。⑥若因热邪深入而神志昏沉者，可加安宫牛黄丸半丸分两次服，或神犀丹一丸分两次服。⑦若因热邪较重，热郁内陷心包，神志昏厥者，加用局方至宝丹一丸，用菖蒲 10g，郁金 10g，杏仁 10g，煎汤送服丸药。⑧如因热而抽搐，热盛动风，舌绛干且龟裂，脉象细数而有力者，可于方中加羚羊角粉（冲）0.5g，钩藤（后下）15g，菊花 10g。⑨若阳明腑实，舌苔糙老黄厚，质绛且干，腹胀大便 6~7 日不通者，加大黄粉（冲）3g，芒硝粉（冲）2g。⑩若体质薄弱，阴分素亏，病温日久，津液不足而便秘者，在前法之中加海参（先煎）30g，细生地 30g，白芍 15g，瓜蒌 15g。

（4）春温热灼真阴证：温热久病，肾阴不足，水不济火，心火上炎，水火不能既济，故身热口干，心烦不得卧，舌质红绛，干裂成沟，干燥无津，苔黄，脉细小且数，小溲少而色深。治疗宜甘寒增液，滋肾阴以泄虚火。仿黄连阿胶汤加味。

［处方］黄连 3g，黄芩 10g，阿胶（烊化，或阿胶珠亦可）10g，白芍 15g，煅龙牡（先煎）各 10g，鸡子黄两枚，汤药煎好，俟温再加鸡蛋黄拌匀。

加减法：①若属津液亏乏，水不济火，脉弦细而数，舌干绛皲裂，方中生白芍加量至20g，加鲜生地20g，沙参20g，麦门冬10g。②若虚烦不得眠者，加远志肉10g，炒酸枣仁10g，莲花头（即莲花未开之花苞）两枚、生龙牡各（先煎）10g。③若属老年阴液素亏，可加西洋参粉6g，分3~4次水送下。温病阴伤虚热不退之时，切不可吃荤、腥及辛辣食物。

肾阴亏耗，肝阴不足　温热日久，损及肝肾之阴，邪少虚多，故身热不重，以低热为主。口干心烦，手足灼热，夜间尤甚，神倦心悸，皆是心阴不足，肾阴也亏，脉象弦细按之虚缓结代，舌红无液且干，治疗当以滋补肝肾之阴，俟阴复则热即除。可用加减复脉汤。

［处方］炙甘草10g，生地15g，麦门冬15g，阿胶10g，麻仁10g，生白芍20g，沙参10g，生牡蛎（先煎）20g。

加减法：①若心烦，口干，汗出，气短者，方中加南、北沙参各30g，石斛20g。②若心中憺憺大动，心无所主，神倦脉虚，舌绛少苔，时时欲脱，两目无神，面色暗淡，此属阴阳即将离决之危象，急用三甲复脉汤，以滋阴潜阳。

［处方］炙甘草10g，干地黄10g，生白芍10g，麦门冬10g，阿胶10g，麻仁10g，生牡蛎（先煎）30g，生鳖甲（先煎）20g，生龟甲（先煎）20g，或用大定风珠，即三甲复脉汤加鸡子黄与五味子。

2.温热发疹（麻疹）

本病多见小儿，以1~5岁发病率最高。多发生在冬春季节，有传染性。本病虽以发疹为基本特点，但其病因属温热邪毒为患，故属温病范围。由于风热内蕴，深入营分，卫营合邪，肺先受之，故病开始为发热，呛咳，无痰，鼻塞，涕多；热在营分，故夜寐不安，小溲赤黄，舌红苔厚，脉象滑数，皮肤隐见红点，咽红，口腔黏膜先出斑点，流泪畏光，眼睑浮肿，烦躁啼哭，有时腹痛微泄，发热三四天后皮疹先从耳后、颈部出现，口腔上腭部明显先见。出疹时体温增高，子、午、丑、未时尤甚，故称疹潮，疹出3~4天后皮肤有色素沉着，两周后逐渐消失。

初期　以发热呛咳，咽红，口腔上腭先出斑点，舌红，脉弦滑数为主。治疗当以疏风宣肺透疹为法。

［处方］薄荷（后下）1g，蝉衣3g，前胡3g，芦根10g，水煎徐徐饮之，切不可用辛温之品透发，防其热增作喘。

发疹期　疹出之后，发热仍重，呛咳，咽红，口腔上腭红点较重，眼睑眵多，腹中阵痛，舌红，脉滑数。治疗当以轻疏和营透疹法。

［处方］生地黄 6g，蝉衣 3g，炒牛蒡 3g，鲜茅根 10g，鲜芦根 10g，钩藤（后下）6g，水煎，徐徐饮之。

恢复期　皮疹出全，一般需 3~4 天左右。皮疹依出疹先后顺序逐渐消退，身热亦渐次下降至正常，但皮肤色素沉着未退净，约需两周时间。在恢复期，由于热邪已基本外泄，周身功能一时难以恢复正常，此时需注意饮食，宜素食、软食、少食，可用调理肠胃方法。

［处方］鲜茅、芦根各 10g，杏仁 6g，焦山楂 6g，生地黄 6g，水煎，缓服之。

麻疹护理方法　保持室内温度在 20~24℃左右，并须增加室内湿度。在发疹期一周左右，因两眼结膜炎症，室内光线以暗为好。室内要清洁、安静，空气要流通。其他饮食等护理见前述。

三、暑温

暑温是夏季感受暑热之邪初起的症状，以高热，烦渴，汗多，脉洪大有力为主。特点是发病急骤，传变迅速，易伤津耗气，重则闭窍动风，是一种暑热季节里常见的疾病。

早在《内经》中就有暑病的简要论述，指出："凡病伤寒而成温者，先夏至日为病温，后夏至日为病暑"，"因于暑汗，烦则喘喝，静则多言"，这为暑病诊治奠定了基础。朱丹溪以冒暑、中暑、伤暑分暑病的轻重虚实。张洁古以静而得之为中暑，动而得之为中热，中暑为阴证，中热为阳证。张介宾以夏月受寒者为阴暑，夏月受热者为阳暑。吴鞠通提出了暑温的病名，并创立了一系列治疗暑温的有效方剂，使暑温的诊治日趋完善。

根据暑温的发病季节、临床表现和传变特点，大致可包括现代医学的传染病，如流行性乙型脑炎，以及夏季的感冒、中暑等，这些疾病均可参考暑温的辨证论治。

暑为火热之邪，其性酷烈，传变最速，侵犯人体一般不见卫分之证，即可直接见气分炽热之象，故有"夏暑发自阳明"之说。虽然初起可以不见卫分证，但本病决不是伏邪致病。

暑为阳邪，其性开泄，最易致汗出伤津耗气。同时，暑为火邪，心在五行属火，同气相求，故暑邪易入心经，阻闭心窍。暑为热之极，热极则筋脉受灼，故易引动肝风，成为暑痫之病。

暑温后期，多数患者随着邪解热退，津气渐复而痊愈。但在病程之中，常可出现昏痉等危重症状，若失治、误治，常常因痰热留于包络，机窍不利，日久不能解除，而产生痴呆、失语、耳聋、行动不利等后遗症。

（一）暑温的辨治

暑温是感受暑热邪气导致的疾病，清暑泄热是本病的基本治疗方法。暑热挟湿则当清暑祛湿为主；若暑热而兼外寒者，则在治暑的基础上，兼解外受之寒邪，因天热受暑，而过度恣食寒饮者，一定要先祛其寒闭，再行解暑；暑热伤气，津液不足者，当益气生津；如属暑热窍闭，或导致动风者，当以清心豁痰开窍，凉肝熄风定抽。

1. 暑热在气

暑热中受，初起最常见之候主要在阳明气分，表现为气分炽热之证。临床见症为壮热，心烦，头晕胀痛，面赤，气粗，大渴引饮，遍体汗出，舌苔黄燥，脉象洪数，甚则气促作喘，汗出形寒，脉似洪而按之无力，舌胖淡润。

阳明无形气热炽盛，故表现为壮热，烦渴，汗多，脉洪大而数，这与风温邪在阳明之气分热盛不同。由于暑性酷热，伤津耗气，故发病之后，热耗气分，很快可出现阳虚之汗出形寒，气出粗促，面色暗淡，疲乏无力。脉象由洪滑大有力而逐渐转为洪虚无力，按之似芤，沉取若无。凡见此等症，即说明暑伤元气，暑入阳明。暑热伤津耗气，故形寒而四肢不温。治法当以清暑泄热，或兼益气生津。

白虎汤方（《温病条辨》）：生石膏（研，先煎）30g，知母15g，生甘草9g，白粳米一合，水八杯，煮取三杯，分温三服，病退减后服，不知，再作服。

本证虽见气分里热炽盛，但毕竟是无形之热弥漫，其邪热向外，以达表为顺，故以辛寒之剂，因势利导，引邪外达，清气分之热盛。方中用生石膏微辛大寒，清泄气热，达热出表；配知母清热养阴；生甘草以泄火解毒；粳米保津液以养胃气。四药合用，共奏清热生津之效，为治阳明无形气热之主方。吴鞠通在《温病条辨》中指出："白虎本为达热出表，若其人脉浮弦而细者，不可与也；脉沉者，不可与也；不渴者，不可与也；汗不出者，不可与也。常须识此，勿令误也"，这说明，此方必须热盛气壮之时用之。若脉弦细，则是阴之不足，要以顾阴为主，不可清气；脉沉者为在里，在里时多为不足；不渴者，不是阳明热盛，汗不出，不是阳明热盛，均不可用白虎汤。

作者认为，在运用白虎汤时，一定要分清是否热在阳明。早期可能热盛，如高热、大汗出，必然消耗气分及津液，脉若洪滑大而力稍弱时，即可方中加用沙参 30g。如病人体弱，或年岁稍高，汗出略多，脉象虽洪但力弱时，可在加沙参同时，加入太子参 10g。若舌润、脉已下垂甚至沉位，当用党参以益其气。均根据当时情况，酌情增量。

2. 暑热挟湿

暑温兼湿之证不同于纯受暑热之邪所致的暑温本证。其所感之邪为热与湿两种不同的邪气。所见之证既有暑热的表现，又有湿邪的特征，这是暑温兼湿的特殊性。但本证毕竟发生于暑温之中，故以暑热症状为主，这与湿温初起以湿为主是截然不同的。

（1）暑湿阻中：暑温兼湿，困阻中阳，脾胃运化失灵，最易发为本病。湿阻太阴，脾胃受遏，阳明之热又重，故见大热、大渴、有汗、脉洪大而濡软力弱；自觉乏力，胸中满闷，四肢无力，舌红苔黄厚而腻，说明气分热盛，而兼湿阻。治疗必须在清气热的基础上，加用化湿醒脾之品。可用白虎加苍术汤加味。

〔处方〕生石膏（先煎）15g，知母 6g，甘草 6g，粳米 20g，苍术 10g，藿香（后下）10g，佩兰叶（后下）10g。

本病以阳明暑热为主，太阴脾湿次之，故治疗以白虎汤辛寒清阳明里热；因脉濡，乏力，胸闷，四肢酸软，舌苔黄腻厚，为湿邪之候，必须加苍术以苦辛温，开郁以化湿邪，藿香以解暑祛湿，疏和表分，佩兰辛香芳化以祛暑邪。

（2）暑湿蕴郁，互阻不化：暑热挟湿，蕴郁不化，弥漫三焦，其邪不在一脏一腑，而是弥漫上、中、下三焦。暑热上蒸，则身热面赤；热蒸湿动，上蒙清窍，则耳聋失聪；湿阻上焦，气机不宣，故胸闷气促而呼吸不畅；热郁不解迫肺灼伤肺络，则咳痰带血；中焦气机阻遏则脘腹作胀，痞满不舒；脾湿不运，则大便溏薄；水注肠间，故下利稀水；热灼津液，则小便短赤；热灼湿阻，故口虽干渴而不多饮；舌红、苔黄滑腻，脉象沉濡而力弱，全是暑热挟湿之象。治疗当以清暑利湿，宣畅三焦。可仿三石汤《温病条辨》方。

〔处方〕飞滑石（布包）9g，生石膏（先煎）15g，寒水石 15g，杏仁 9g，竹茹 6g，银花 9g，金汁一酒杯（冲），白通草 6g，水五杯，煮成二杯，分两次温服。

暑湿漫延三焦，故须清利三焦暑湿。然纵观本证，以暑湿蕴于上焦为重，肺气因之郁阻，故治宜宣肺为主。肺主一身之气，肺气宣则气机畅，三焦通故湿有去路，湿祛则热自减。肺主宣发，外合皮毛，肺气宣，表气通，腠理开，湿邪可从表而外解。肺为水之上源，肺气宣，水道通调，三焦利，膀胱气机渐化，水湿下行，从小便而祛。开肺气正是"启上闸，开支河，导水势下行"之法，故治湿必须开肺气，利三焦。

三石汤以生石膏辛寒入肺胃二经，用量不可重，清宣上中二焦之热；寒水石性寒，由肺直达肛门，清化湿热，通利三焦，导邪从阳明大肠而解；飞滑石由肺直走膀胱，清利湿热，导邪热从小便而去；金汁（古人常用）、银花内清外透，解暑热而畅气；杏仁辛苦微温，宣利肺气，通调水道，分消湿热以畅三焦；通草利湿清热；竹茹温胆以泄胆火，有助于气机通畅之能。诸药合用，本方以治肺为主，兼顾三焦，可分消暑湿弥漫之邪。

（3）暑湿内蕴，寒凉外束：夏月天暑地湿，暑湿内蕴，因热贪凉，起居不慎，或露宿乘凉，或暑受雨淋，寒邪外袭，致使暑湿为寒邪所遏而发病。因暴寒外束，卫气郁闭，玄府闭塞，故形寒发热，周身拘急而无汗；头为诸阳之会，清阳为寒凉所遏，经络不通，故头痛较重；暑热内炽伤津，故心烦口渴，小便短赤；湿邪内蕴，阻遏气机，故胸脘痞闷；苔腻脉滑数均为湿热内蕴之征。本病主要症状为：高热，恶寒，周身酸痛，头痛，无汗，胸脘堵满，胃不思纳。治疗可用辛香宣化兼以祛湿，如新加香薷饮（《温病条辨》）。

新加香薷饮：香薷6g，银花9g，鲜扁豆花9g，厚朴6g，连翘6g，水五杯，煮取二杯。先服一杯，得汗止后服。不汗再服酌情增量。

本证内有暑湿，外感寒邪，故宜外散寒邪，内祛暑湿。方中主要用香薷之辛温，疏表散寒，宣通卫气，有辛散寒邪，既温以祛寒，又辛以解表发汗，并有利暑热外透，古人谓香薷草乃夏季之麻黄也；银花、连翘清轻宣透，涤暑泄热；厚朴、鲜扁豆花燥湿和中，理气开痞。诸药相伍，共奏疏表、散寒、发汗、涤暑、化湿之效，故暑季寒束用之甚当。

3. 暑伤心肾

暑温开始即壮热汗出，消耗阴津，俟壮热渐退，余邪久羁，深入少阴心肾，导致心肾阴虚。水不济火，心阴不足，心火独亢，故心烦躁扰；暑伤肾液，阴津大伤，无以上承，故消渴不已；心肾阴亏，营血津伤，故舌质红绛；苔黄燥为阴伤余邪未净之象；脉象细小弦数，亦是阴虚内热之候。治疗当以滋阴清热方法。方用连梅汤（《温病条辨》）。

［处方］黄连6g，乌梅9g，麦冬9g，生地黄9g，阿胶（烊化）6g，水五杯，煮取二杯，分两次服。

脉虚大者，气分不足，可于方中加沙参24g；若虚大而濡软，汗出较多时，再加太子参15g；若脉虚大无力，按之似芤者，急加党参15g；若虚大芤而汗出如油，两目无神者，可急给独参汤冷服。

暑温后期，过伤阴液，肾水亏乏，心火独亢，水不济火，故消渴引饮。开始症状为先汗出伤津，津亏水不济火，脉象从洪滑逐渐为细小弦数，舌瘦尖红干裂无液，面色干黑、暗、浊，两目无神，故急当滋阴清热并举，泄南补北共施。用连梅汤频频饮之，酌情增量，每小时需饮1~2杯。

本方在黄连阿胶汤的基础上化裁而成。方中以黄连入心而清心泻火，断其伤阴之源；生地、麦冬、阿胶，滋阴养液以补心肾之阴；乌梅味酸而生津，补肝而敛汗，善解虚热之消渴。诸药配合，补泄并施，使阴复而热清，故心烦消渴即可自愈。

附酸梅汤方：乌梅20g，白糖30g，先煎乌梅半小时，取出加糖，俟凉饮用，可徐徐饮之。此既可生津解渴，又可敛汗而固气，为解暑清凉饮。不可一次量多，防其寒凝。

4. 暑热抽搐

暑热汗出过多，阴津早伤，阴不足则肝失涵养，肝阴虚则阳必亢，经络失养故抽搐时作。暑热高热，最易动风，四肢抽搐，甚则角弓反张，牙关紧闭，神志不清，喉中痰鸣，脉弦细而数。在临床上，俗谓之"暑风"。其症状表现与春温之肝热动风基本相同，只是来势更猛而已。在治疗时，可用凉肝熄风方法。方用羚羊钩藤汤加味。

［处方］羚羊角粉（另服）3g，佩兰（后下）10g，桑叶10g，生地10g，钩藤（后下）10g，菊花10g，白芍10g，竹茹6g，木瓜10g，晚蚕砂（布包）10g。

原方加佩兰以芳香疏解，清其暑邪，疏卫以折其热；木瓜入肝味酸，能柔筋以定抽，调肝以缓痛；蚕砂泄热化浊，木瓜与蚕砂二味合用有定抽熄风之良效；桑叶、菊花疏风清热；钩藤定抽兼泄肝热；羚羊角为清肝热、定抽搐之良药，一般用粉剂0.5~1g。

（二）临床常见病的治疗

暑温（流行性乙型脑炎）是夏季感受暑热病邪所引起的热病。它起病急骤，开始多见壮热、烦渴、汗多等气分证。因暑热多伤气分，故易伤津耗气。由于壮热耗津，大汗伤气，严重时可导致津气外脱的危险。暑邪中每多挟湿邪而成暑热挟湿之证，亦有暑入阳明，化火内传，陷入营血，生痰生风，以致气营两燔，痰热窍闭，或肝风内动，发为痉挛抽搐者。其常见证候及其病情发展可参考如下。

（1）暑热为主（暑热入于气分）：中受暑热，多在阳明气分，表现为气分炽热，症状以高热、心烦、头晕胀痛、项强、呕吐，或恶心欲呕、面赤、口干、渴饮为重，阵阵汗出，舌黄，脉象以洪滑为主。这是暑热外迫，正气不衰，虽汗出而气不短，此时即予清暑泄热法。

夏月感受暑热，完全以里热蒸腾，腠理开泄，迫津外出，肺受热迫为主，故身热较高，心烦，口渴，思凉饮，多汗，头晕，呼吸粗促，呕吐恶心，纯是暑热在气分，故当用白虎汤，以清暑泄热。

［处方］生石膏（先煎）30g，知母10g，生甘草10g，粳米30g。

加减法：①若舌苔腻润，脉象略濡软者，方中生石膏当减量，或方中加半夏10g，陈皮6g以和胃化湿。②若口干渴饮，汗出较多，舌红干而脉弦细者，此津液已伤，改用清气生津法。

［处方］北沙参30g，麦门冬10g，五味子5g，石斛10g，竹叶2g，知母10g，甘草10g，粳米20g，鲜西瓜翠衣30g，服法如前。

加减法：①若汗出较多，脉象虚濡无根，汗出如油，面色苍白，呼吸短促，逐渐四肢逆冷，这是汗多阳气大伤，当于方中加太子参10g。②若汗出之后，神疲乏力，脉象沉细，面色苍白，血压下降，当急加人参粉（研细冲）10g。③若方中加人参粉，服后仍不效，可改用参附汤（人参粉10g，川附子15g），附子独煎30分钟冲入人参中，急服以防虚脱。④若是阴伤为主，舌瘦红绛，干燥无液，脉象弦细，可用大剂生脉饮急服之。⑤若阳衰已极，面色青白，脉象骤无者，可重用附子至30~50g、生龙骨30g急煎服以救之，希能益气敛津固脱，挽其亡阳。

（2）暑热挟湿：夏季炎暑，感受暑热，兼挟湿邪，大都侵袭肺卫，症见头晕、恶心、身热，头沉重而周身酸软乏力，有时恶寒，咳嗽痰白而稀，胸中满闷，舌白苔滑，腻润液多，大便溏薄，小溲色黄，治用芳香疏化，清涤暑热法。

［处方］佩兰叶（后下）12g，藿香叶（后下）10g，淡豆豉10g，山栀6g，鲜西瓜翠衣30g，黄连粉（冲）3g，六一散（布包煎）10g。

加减法：①若呕吐恶心较重时，方中加半夏10g，陈皮6g，姜竹茹6g。②若头晕痛，项部强直，呕吐甚，似喷射性呕吐时（除做腰穿检查外），可加太乙玉枢丹（研细）2g，白蔻仁（服药之前先服玉枢丹粉，白蔻仁粉）2g，服后20分钟，再服汤药（汤药俟凉后服）。③若喷射性呕吐明显，汤药中加砂仁粉3g同煎冷服，玉枢丹加量至3g，白蔻仁2g，食盐2g，三味同研细末，装入胶管内，分两次以鲜生姜3g，佛手片10g，煎汤，俟凉先服，过30分钟后再服汤药（药凉后缓服）。一杯汤药可分三次服，每次隔30分钟，以防呕吐。若将药吐出，过 30 分钟再服。

（3）暑热蕴郁导致神昏：暑热蕴郁，邪热过盛，里窍郁闭，神昏谵语，影响心主。临床变化较为复杂，有时仅是烦躁不安，神志欠清，有时则为重度昏迷。分别介绍如下。

肺卫郁闭 暑热之邪在气分不得外解，必内迫入里，或邪盛体衰，或心气不足，皆能导致一时性的神志改变，但非邪陷心包，只要郁热得宣，卫疏郁开，气机通畅，自然向愈。

［处方］薄荷（后下）1g，淡豆豉 6g，山栀 6g，连翘 10g，银花 6g，炒牛蒡 6g，竹叶 3g，芦根 20g。

此时切不可一见神昏，即投清心开窍，或乱用"三宝"（安宫牛黄丸、紫雪丹、至宝丹）。若误用之，最易致变，寒遏气机，卫气不疏，邪不外达，必然内逼入里，导致内陷心包，病日加重矣。

加减法：①若头晕，恶心，甚则呕吐，方中可加芳香疏化之品。如佩兰叶（后下）6g，藿香叶（后下）10g，竹茹 3g。②若内热素盛，心烦口干，甚则渴引凉水，方中加生石膏（先煎）9g，黄连 2g。③若胸中满闷者，加郁金 6g，菖蒲 6g，半夏 10g。④若舌黄苔根厚者，当加消导通腑以泄热。方中加焦三仙各10g，枳壳 10g，槟榔 10g。

气分热邪炽盛 邪热熏蒸，心包受扰，神志不清，甚则神昏谵语，这是正盛邪实。常见症状为高热烦躁，不恶寒但恶热，口渴引饮，神志有时不清，舌糙老且干燥无液，脉象洪数。此时当以辛寒清阳明气分邪热为主，白虎汤加味。

［处方］生石膏（先煎）24g，知母 10g，连翘 10g，竹叶 6g，银花 10g，淡豆豉 10g，山栀 6g，茅根 30g，芦根 30g。

加减法：①若体质强实，内热较重，两脉洪滑有力，阵阵汗出，口干渴饮，身热较重，面色正赤，此气热过盛，舌红干燥无液，可原方加石膏至 30g，花粉 10g，以增清热之力。②若体质薄弱，脉象虽洪而力弱，口干不渴，或口渴不重，舌干黄苔，身热虽重而汗出不多者，原方增北沙参 15g，或减石膏为15g。③若有湿邪者，脉洪濡，舌不干，汗出为黏汗不爽，方中去石膏、知母，加佩兰（后下）12g，藿梗（后下）10g，滑石（布包）10g。④若气分之热不得外达，内迫入里，波及营分，气营两燔，亦能导致神志不清，舌绛尖部起刺或皮肤斑点隐隐，脉象下沉至按部。治疗时，急当清气分，凉营血，驱热邪，使初入营分之热，转透气分而解。药用玉女煎加减。以辛寒、甘寒、咸寒合配成方，可以清气凉营，养阴折热。

［处方］生石膏（先煎）30g，知母10g，细生地20g，元参15g，丹皮10g，僵蚕10g，茅根30g，沙参15g。

加减法：①若素有痰湿，热灼津成痰，痰热互阻致神志不清者，当以宣卫展气机，开郁化痰浊。方中减石膏至10g，去元参。加竹叶3g、杏仁10g、前胡6g、菖蒲10g、郁金10g。②若舌黄干厚根部尤甚，心烦，腹胀，大便4~5天不通，小溲短少者，可于方中加焦三仙各10g、大黄粉（冲）1g。③若误治（因服补中之味），可改用消导，根据病因，从本治疗。

阳明腑实，肝胆膈间有热　暑热蕴郁，肝胆膈间热炽，邪热与肠中糟粕相结，腑气不通，郁热上蒸，内扰神明，以致神昏谵语，腹满拒按，手足濈然汗出，舌苔老黄糙厚，甚则起芒刺浮黄黑，脉象弦滑有力，两侧关尺尤甚。治当急下存阴方法。药用承气之类。

［处方］生大黄（研冲）3g，元明粉（冲）3g，瓜蒌30g，槟榔10g，焦三仙各10g，生石膏（先煎）30g，知母10g，杏仁10g，郁金10g。

加减法：若便秘潮热，喘促不宁，痰涎壅盛，两脉滑数而右寸实大，舌苔黄腻或滑腻垢厚，此属肺与大肠痰热交阻，大肠失顺，肺失肃降，腑气不通。当用宣肺化痰，通下泄热法。方用宣白承气汤。

［处方］生石膏（先煎）15g，生大黄粉（冲）2g，杏仁10g，瓜蒌皮20g，苏子10g，黛蛤散（布包）10g。

加减法：若温邪内陷心包，又腑气不通，身热神昏，舌謇肢厥，大便秘结，腹痛拒按，口渴思凉饮，舌质红绛，苔黄燥，脉数实有力。治疗当用清心开窍，攻下腑实。仿牛黄承气法，或紫雪承气法。

牛黄承气法：安宫牛黄丸2丸　调生大黄粉3g，分两次服。

紫雪承气法：紫雪丹6g，调生大黄粉5g，元明粉5g，分三次服。

此时当注意，若单用牛黄丸、神犀丹、至宝丹等，只能开其上闭；必须兼用苦寒通腑，泄其下闭，使窍开腑通则热去，而神昏谵语可去。

热邪深入营分，内闭心包，神明溃乱，临床亦有两种表现，一为热陷心包，一为热伤营阴。

热陷心包　多为来势迅猛，热势深重。症见身热灼手，神志欠明，或昏愦不语，或神昏谵语，舌绛苔黄干燥糙老，脉形细小，脉位下移至按沉部（按，指病在营分；沉，指病在血分）。治疗当清心开窍为主。

［处方］蝉衣3g，僵蚕10g，片姜黄6g，元参24g，连翘15g，竹叶3g，麦门冬10g，菖蒲10g，杏仁10g，局方至宝丹1丸　分两次送下。

热伤营阴 多为温病日久，传至营分。症见身热夜甚，心烦不寐，口干不渴，舌绛干裂，脉象已渐下移至按沉部位，神志不清，甚则昏迷谵语。当先考虑用透热转气法，再用甘寒、咸寒养阴清热，并加入宣畅气机之品。

治疗首先根据舌脉色证及病程或服药情况，有无误治等，力争先以透热转出气分而解。若属温邪日久，营阴大伤，当与甘寒、咸寒、增液为治。

[处方] 细生地 30g，元参 30g，白芍 25g，蝉衣 6g，僵蚕 10g，片姜黄 6g，连翘 10g，竹叶茹各 6g，菖蒲 10g。

暑热炽盛，引动肝风 暑热之邪，内陷厥阴，肝阳暴张，内风骤起，筋脉拘急，频发抽搐。火热灼液成痰，上扰清窍，亦见神志症状。脉象沉弦细数。急用清热凉肝，熄风定痉方法，如羚羊钩藤汤之类。

[处方] 钩藤（后下）10g，川贝母 3g，桑叶 10g，菊花 10g，白芍 15g，生地 15g，竹茹 6g，木瓜 15g，生草 10g，羚羊角粉（另服）2g，如羚羊角无货，可用生石膏（先煎）10g，珍珠母（先煎）20g，僵蚕 10g 煎汤代用。

四、湿温

湿温病是感受湿热邪气所引起的，多发于雨湿季节或我国长夏阴雨季节。以发热为主要特征，症见身热不扬，头晕沉重，胸脘满闷，一身酸楚乏力，舌苔白腻滑润，脉象濡软缓弱等。特点是发病缓，传变慢，病势缠绵而病程较长。因为湿盛最伤中阳，所以脾胃症状明显。现代医学的伤寒、副伤寒、沙门菌属感染、夏季流行性感冒、钩端螺旋体病、急性血吸虫病等病的某些阶段，也属于湿温的范畴，都可以参考本病的辨证与治疗及其饮食禁忌等。

有关对湿温的论述，在《内经》中有"湿盛则濡泄"的描述。在《难经》五十八难中提出："伤寒有五，有中风，有伤寒，有湿温，有热病，有温病"。宋代朱肱对本病的因、证、脉、治有较详的论述。在《类证活人书》中指出"病人伤于湿，中于暑，湿暑相搏，则为暑湿"，并指出，本病多汗，脉濡，治疗方法为"治在太阴，不可发汗"。清代医家叶天士、薛生白、吴鞠通、王孟英、雷少逸等对湿温病的研究极为深刻，形成了一套比较完整的辨证论治体系，至今仍有效地指导着临床实践。

湿温病的病因可有两个方面，一是外感湿热之邪，二是中焦脾胃功能受到损害。在夏秋暑湿炎热之时，或阴雨绵绵，地湿上蒸，热蒸湿动，此时若人体正气不足，防御机能相对减弱，脾胃的运化失健，湿邪困脾，久则产生湿热病；

若人体强实，中气旺盛，虽然有外界的湿热环境，中阳尚能运化水湿，不一定发病。如因饮食不节，恣食生冷肥甘，或久居湿地，则中阳气机失健，易损伤脾胃，内湿产生，蕴久化热导致湿热病的发生。

湿温病是人体感受两种不同的邪气，故既有湿邪又有热邪的特点。由于病邪的特异性，决定了其转化特点。湿温病转化有：一为从阳化热，一为从阴化寒。

临床上出现的症状，如湿热蕴蒸肌腠外发白痦；内蒸肝胆而发黄疸；湿热酿痰，上蒙清窍，神志昏蒙；湿热下蓄，小便不利；湿热郁阻骨节经络，可致湿热痹痛，或下肢浮肿；或湿热阻滞经络而发动风；或湿热下迫大肠，可致大便不爽等。但是由于湿与热的特点，证候表现往往有其特殊性。如身热不扬，这是湿温典型的热型，体温虽然很高，但扪之皮肤并不灼手，或手足发凉，这是热处湿中，湿遏热伏，热被湿邪所遏，不能将热发越于外，故扪之则不灼手，若久扪则灼热甚重。其他还可见以下症状。

发热而脉缓濡　一般说体温与脉率是正比，但湿温病则不然，在湿温（肠伤寒）中是常见的。"相对缓脉"，所谓相对，即对发热而言，高热病人，脉率相对慢一些。因湿邪阻遏阳气，气血运行涩滞，湿邪阻遏其热，故脉搏相对缓慢。

发热面反淡黄　温热病发热则面红目赤，但湿温病患者体温虽高而面色淡黄，不红反见垢暗，这也是湿热交蒸，气机不畅，气血阻滞不能上荣于面所致。

发热而表情淡漠　一般说发热烦躁，但其高热往往不烦躁，反而表情呆滞。这是因为湿热郁蒸，气机阻滞，清阳不升，清窍蒙蔽所致。

口干不欲饮或竟不渴　温热病中由于热伤津液，故口干渴饮，但在湿温病中可见到口干，但不欲饮，或竟不渴。因为这种口干，不是津液不足，而是湿邪阻碍气机，气不化津，津液不能上润于口。治疗一不可清热，二不可生津，三不可增液，四不可苦寒攻导，只要气机通调，津液得致，三焦输布则口渴自除。

汗出而热势不减　湿温病不论汗出多少，不论在何部位，总之是汗出而热势不减。这是热蒸湿邪阻而不畅的结果，不是阳气通、三焦畅的正汗，这是湿热交蒸的病汗。

大便数日不下，但并不干结　这也是湿温的特点。由于湿郁内阻，气机不畅，肠间传导不利，大便不爽，难以畅通，但非燥屎内停不下，且舌苔不老黄垢厚，没有腹满燥实，临床时，切不可误认为燥屎内结，而苦寒攻下，反伤中阳。

湿热轻重的程度及其用药：

湿郁热蒸，湿热弥漫于三焦之中，留连在卫气之分，热处湿中，湿热裹结，如油入面，难解难分，热以湿为依附，湿不去则热不清，湿去则热不能独存，故如何有效地使湿热分离，则是治疗湿热的关键。

治湿热两感之病，必先通利气机，俾气水两畅，湿从水化，热无所结，湿浊化则热清易，切忌湿未化而过早误投寒凉，湿因寒而凝涩，因寒则涩而不流。在临床实践中，根据湿热的多少，阻滞程度的重轻，可分为湿阻、凉遏、寒凝、冰伏四个阶段，分述如下。

湿阻 湿之邪犯人，初起即阻滞气机，病在上焦。若太阴脾困内湿不化，则邪多湿阻中焦难运。湿郁于上，初起为湿热邪气困于肌表，营卫失和，周身困重酸楚，湿热蔽阻清阳，阳气不升而头晕且沉。其壅遏阳气，肺气不宣，升降失常而胸闷、咳嗽、喘息。舌苔白滑润腻，脉象滞涩而缓濡。

治宜轻扬宣郁化湿。肺为华盖，其位最高，主宣发肃降，外合皮毛，湿热之邪上受肺必先伤，肺受邪则郁闭，其气化不利，湿邪留滞，治宜先宣肺气。正如吴鞠通所说："盖肺主一身之气，气化则湿亦化"。用药宜大豆卷、炒山栀、前胡、杏仁、浙贝母、芦根等，或以三仁汤、藿朴夏苓汤、藿香正气散等方加减选用。以轻扬宣肺化气祛湿，肺开湿宣，热随湿去。所以湿热郁阻上焦，不用发汗，以轻扬宣肺，湿即化，肺气开，正如徐灵胎所谓："治湿不用燥热之品，皆以芳香宣化淡渗之药，疏肺气而利膀胱以为良法"。

若湿邪阻中，脾胃受病，气机升降之枢纽失灵。人体之气机升降，权衡在于中气，章虚谷说："三焦升降之气，由脾鼓动，中焦和，则上下顺"。中焦和即脾胃和，阳明为水谷之海，太阴为湿土之脏，胃主纳谷，脾主运化，脾升则健，胃降是和，所以中焦气和，脾胃升降皆得适度，则心肺在上，行营卫而光泽于外，肝肾在下，养筋骨而强壮于内，脾胃在中，传化精微以溉四旁，人体保持正常的气机升降运动，是为无病。

若脾运失司，则内湿停留。脾本主湿，以升为主。湿邪最易损伤脾阳，脾为湿困，脾气不升，则胃气不降，水湿内聚，气机不畅，可见胸脘痞满，大便溏滞不爽。湿热阻中，热蒸湿浊，常可弥漫表里上下，兼见倦怠之力，四肢沉重，面色光亮而淡，头晕且胀，舌苔白腻润滑而液多，脉沉濡而软，或沉缓而迟。

湿热阻滞于中焦，当运脾气，宜苦燥泄热法，药如半夏、陈皮、厚朴、杏仁、大腹皮、黄芩、黄连等，以燥湿清热。正如章虚谷所说"脾气弱则湿自内生，湿盛而脾不健运，浊壅不行，自觉闷极，虽有热邪，其内湿盛而舌苔不燥，当先开泄其湿，而后清热，不可投寒凉以闭其湿也"。

凉遏　感受湿热之邪，又恣食生冷，或贪凉过度，或误服寒凉之药物，或感受湿热之邪而湿重热微者，因寒凉凝涩，遏阻中阳，脾胃升降之机为寒凉湿浊阻滞，则全身气机不畅。症见胸脘痞闷，憋气堵胀，叹气，周身酸软，大便溏薄，小便不畅，面色淡黄，舌质略红，苔滑而腻，脉缓软，或沉缓且濡。治宜苦微温法，开湿郁畅中阳以利三焦。若湿邪凉遏一化，气机宣畅，热邪随湿而去。药如半夏、陈皮、杏仁、白蔻仁、苍术、木香、草蔻等。

寒凝　素体中阳不足，复感湿热之邪，邪从湿化而归太阴。又因饮冷或服药偏凉，或用滋腻之药，湿盛阳微，湿本为寒水之类，遇寒则凝滞。症见胸脘痞满，堵闷异常，喘息腹痛，大便稀，小便清长，舌淡苔白腻滑润，脉沉软而涩。寒凝涩滞，非温不能驱寒，以开凝通闭法。药如桂枝尖、苏叶梗、草蔻、生姜等。用辛温之品先祛其寒凝，可暂而不可久，待寒化凝开，中病即止，不可久服，否则热增，不利于病。

冰伏　冰伏较寒凝更甚，多见于素体阳虚，又患湿热病，暴进冷饮，或过服寒凉重剂。寒冷入胃，中阳重伤，湿盛阳微，湿热之邪为寒凉所凝，深伏于内，导致冰冻，气机为寒邪所遏，阴阳不相顺接，阳气不能达于四末。症见面色苍白，胸脘痞闷加重，四肢逆冷且少腹绞痛，舌淡润液多，大便稀，溲清长，脉沉迟。非辛温燥热之品，不能缓解冰伏，以散寒开郁而通阳，急用四逆汤、理中汤，药如桂枝、肉桂、干姜、生姜、川椒、草蔻等。俟冰解、寒散、面润、脉起，即刻停服。不可过服久用，防其热势加重。

总之，湿热病的治疗，应以化湿、祛湿、渗湿为主，切忌早投寒凉之品。否则若误治，湿未去而热反恋。治湿必先化气，"气化湿亦化"。湿在上焦，则化肺气；在中焦，则运脾气；在下焦，则化膀胱之气。湿郁开则热随湿去，湿郁开再议清热，非热重湿轻者莫用苦寒。

病案举例：

例1（湿阻病案）：张某，男，65岁。1936年8月11日初诊。

雨后天晴，暑热湿邪互阻，起居不慎，感邪致病，今觉身热头晕，胸脘满闷，周身酸楚乏力，微有恶心，胃不思纳，小溲不畅，舌白苔腻，脉象濡滑略数。此暑热外迫，湿阻中上二焦，气机不畅，当芳香宣化，辛开苦泄。

［处方］鲜佩兰（后下）10g，鲜藿香（后下）10g，大豆卷10g，半夏10g，厚朴6g，陈皮6g，川连3g，六一散（布包）10g，一剂。

二诊（1936 年 8 月 12 日）：药后遍体小汗，身热渐退，头晕已减，周身酸楚亦轻，但中脘仍闷，略有恶心，舌白苔腻，脉象濡滑，再以前方加减之。

原方加草豆蔻 1g、杏仁 10g，连服三剂而愈。

例 2（凉遏病案）：周某，女，57 岁。1941 年 9 月 3 日初诊。

平素脾胃虚弱，内停蕴郁之湿，复感暑热之邪，身热头晕，胸脘闷满，口渴，某医不查内湿蕴郁，遂进白虎汤。服后即觉胸脘满闷异常，少腹因之不舒，舌苔白滑而腻，脉象濡软力弱。素体阳气不足，辛凉重剂戕伤中阳，中焦运化失灵，腹中隐隐作痛，辛微温以化湿邪，佐芳香兼以缓痛。生冷皆忌。

［处方］苏叶 6g，藿香梗（后下）10g，大豆卷 10g，半夏 10g，厚朴 6g，白蔻仁（后下）3g，煨姜 3g，木香 5g，茯苓皮 10g，二剂。

二诊（1941 年 9 月 5 日）：进芳香疏解、辛微温以化湿之后，中脘满闷渐解，腹中隐痛未作，脉仍濡软，力量略增，再以芳香疏化，治在中焦。

［处方］苏、藿梗各 6g，半夏曲 10g，陈皮 6g，厚朴花 6g，白蔻仁（后下）3g，鲜煨姜 3g，焦麦芽 10g，二剂而愈。

例 3（寒凝病案）：鲍某，男，21 岁。1947 年 8 月 25 日初诊。

连日炎热，突然患感，身热头晕，心烦口渴，暴吃冰棍，又服西瓜及冷水果后，觉胸中堵满，憋闷，呼吸粗促，腹中胀，小便短少，少腹作痛，遂来应诊。面色青暗，舌白淡腻润多液，脉沉涩不畅。

此暑热外受，暴进生冷，阳气郁遏，湿为寒凉凝涩，证属寒凝，当以辛香微温宣郁缓痛，温寒解凝，俟寒化、凝开、湿去，再行清化方法。

［处方］陈香薷（后下）5g，藿梗（后下）10g，苏梗 10g，白芷 6g，煨姜 6g，桂枝尖 3g，草豆蔻 3g，木香 6g，白蔻仁（后下）2g，半夏 10g，二剂。

二诊（1947 年 8 月 27 日）：药后遍体小汗，身热头晕皆减，胸满憋气堵闷之症见轻，呼吸粗促已解，面色略暗，小便甚畅。舌仍淡腻，两脉已渐转滑利。前方去陈香薷、桂枝尖、草蔻，又进二剂而安。

例 4（冰伏病案）：张某，女，40 岁。1948 年 8 月 23 日初诊。

近日感冒，自觉头晕，身热恶心胸闷，全身酸软乏力。昨日自服安宫牛黄丸 2 丸，次日即胸闷异常，呼吸气粗，下肢浮肿，全身无力，四肢逆冷，面色苍白且浮，切诊两脉沉伏，按之涩而不畅，舌白质淡苔滑润液多，小便不爽，精神萎靡。此暑湿蕴热，过服寒凉，邪被冰伏于中，急以辛温通阳，芳香温化，解冰伏，散寒邪，开郁通闭。

［处方］桂枝 10g，干姜 6g，香薷（后下）6g，半夏 10g，厚朴 6g，草蔻

3g，炒川椒 6g，生姜 10g，一剂，急煎服。

二诊（1948 年 8 月 24 日）：药后周身潮润，似有小汗，身热退而胸闷大减，呼吸正常，面目四肢浮肿皆退，两脉已起，已见濡滑，四肢转温，舌质略红。此寒去冰解，改用芳香宣化方法。

［处方］藿香（后下）10g，半夏 10g，厚朴 6g，草蔻 3g，陈皮 10g，苍术 6g，生姜 6g，茯苓 10g，冬瓜皮 20g，服三剂而痊愈。

（一）湿温的辨治

1. 湿重于热

湿重而热势较轻的病变，见于湿温病的初起。主要病机是湿重热轻，由于湿邪外袭，热邪内伏，气机不得宣畅，三焦不利，湿邪无能外透，热邪蕴郁不解，故表现为身热不扬的特殊热型；湿为阴邪，旺于阴分，午后乃阴分主令，故午后热势明显；湿阻气机，清阳被郁，清阳不升，浊阴不降，故有头沉重如裹之感；阳为湿阻，阳明之脉荣于面，故面色淡黄，表情淡漠；湿为阴邪，困阻脾阳，脾主四肢，留著肌腠，则见身重肢倦，胸中满闷；肺主一身之气，位居上焦，湿邪阻于气机，故胸闷太息，且胃不思纳；脾胃为湿邪所遏，故运化呆迟，大便溏薄不实；湿阻络脉，故脉来缓濡或沉缓而力弱。湿邪阻遏气机，阴津不化，故舌白而腻，甚则滑润液多；热处湿中，未伤津液，故口不渴而发淡。以上说明，湿重于热，湿温病初起以湿为主。治疗可用藿朴夏苓汤、三仁汤等。

藿朴夏苓汤：藿香、半夏、赤苓、杏仁、生薏仁、蔻仁、猪苓、泽泻、淡豆豉、厚朴。

三仁汤（《温病条辨》）：杏仁、飞滑石、白通草、白蔻仁、竹叶、厚朴、生薏米、半夏。

2. 湿热并重

为湿温病从初感之后，逐渐转化而热邪明显加重，即湿与热俱盛阶段。症状以胸闷，腹胀，肢体酸沉，苔腻脉濡。但热势亦剧，故有发热，口渴，小溲赤黄，舌红脉数，甚则咽红肿痛，或面目周身发黄，如橘子色，可用化湿清热，解毒利咽。方如甘露消毒丹（《温热经纬》）。

［方药］滑石、茵陈、黄芩、石菖蒲、川贝母、木通、藿香、射干、连翘、薄荷、蔻仁。

或用王氏连朴饮《霍乱论》：川连、制厚朴、石菖蒲、制半夏、淡豆豉、炒山栀、芦根。

3. 热重于湿

随着湿温病的病情发展，湿邪渐减，热势渐增，可形成热重湿轻之证，其表现大致与暑温挟湿，郁阻中焦之白虎苍术汤证近似。亦见壮热，口渴，面赤，气粗，汗多，尿赤，身重脘痞，苔黄腻质红，脉濡滑而按之略数等，阳明热炽兼太阴脾湿之象。治疗可用白虎苍术汤以清泄阳明，兼燥脾湿。

［处方］生石膏（先煎）30g，知母10g，生甘草10g，苍术6g，黄芩10g，黄连3g。

4. 湿温便血

在湿温病三周左右，湿热化燥，深入营血，迫血下行，发为便血，这是湿温病当特别注意阶段。由于饮食不慎，或用药不当，皆可引起肠穿孔，轻则凉血止红，重则必须转外科手术。方用犀角地黄汤、黄土汤。

黄土汤：甘草、干地黄、白术、附子（炮）、阿胶、黄芩。

（二）治疗湿热病的常用方法

1. 芳香宣化法

主治湿热上焦病。暑热之邪袭于外，湿热秽浊蕴于中，病在上焦为主。症见头晕，身热，周身酸楚，沉重乏力，胸中气痞，脘闷咳嗽，小便黄赤，舌苔白腻而滑，脉象濡软且滑。此湿温初起之证，以芳香疏解，宣化湿浊法。

［处方］鲜佩兰（后下）10g，鲜藿香（后下）10g，大豆卷10g，前胡6g，白蒺藜10g，川郁金6g，姜竹茹6g，厚朴6g，川黄连3g，通草2g。

因暑湿蕴热，袭于卫分，始在上焦，故用鲜佩兰、鲜藿香以芳香逐秽，芳香醒湿，芳香祛暑止呕。芳香宣阳化湿且又疏卫，故能解暑以退热；大豆卷是用麻黄汤煮过炮制的，既有宣阳化湿之能，又有微量麻黄以解表透汗，故在暑湿中人，卫气不畅用之合宜；前胡疏解宣阳，以助藿佩之力；白蒺藜是肝经药，有疏风而定头痛之能；厚朴、黄连，一为苦以泄热，一为温以畅中，合用又有苦温燥湿之能，为湿热阻于脾经之郁的良药，可根据湿与热的不同，临床用时略有增减；川郁金以活血解郁；姜竹茹能定呕止吐；通草味淡，通阳以滑利小便，用量宜小。

2. 芳香疏解法

退热定呕，治在上焦。暑热外受，表气不畅，故症见形寒，头晕，周身酸楚，身热，肌肤干涩，中脘满闷，恶心呕吐，腹中不舒，舌苔白腻，脉象濡滑，按之濡软略数。因暑湿蕴热，表气受凉，故形寒较重。当用芳香疏解，宣阳退热。

［处方］佩兰叶（后下）12g，广藿香（后下）10g，陈香薷（后下）5g，大豆卷10g，制厚朴6g，白蔻仁（后下）5g，煨鲜姜3g，杏仁6g，太乙玉枢丹1g，研细末分冲。

因暑湿蕴热外受，表气闭涩不畅，故症见形寒头晕，周身酸楚乏力；由于表邪闭遏，故身热肌肤干涩，中脘满闷，热郁中宫，湿阻脾胃，暑热不解故上逆作恶，甚则呕吐恶心，腹中不舒；湿阻中阳，表气闭遏，故舌白腻而脉濡滑，沉取濡软略数。用芳香疏解，宣阳解表退热定呕。方中藿、佩、大豆卷用以芳香祛暑化湿；陈香薷味辛温解表发汗，古人谓"在暑季代麻黄用"；厚朴、杏仁、白蔻仁宽中宣肺化湿解除中宫的湿阻；煨姜温阳和中降逆以止呕；太乙玉枢丹化水饮且能止吐。全方宣表闭，祛暑湿，宽中解热。

3. 芳香化浊法

主治暑湿蕴热互阻中上两焦。暑热湿滞，互阻中焦，症见身热泛恶，呕吐痰水，心烦急躁，两目有神，口干不欲饮水，胸腹中阵阵作痛，大便欲解不得，舌白苔腻，脉象濡数，按之弦滑且数。以芳香化浊，定呕降逆，化滞折热，防其转痢，饮食宜慎。

［处方］佩兰叶（后下）10g，藿香（后下）6g，制厚朴6g，半夏曲12g，川连3g，佛手10g，大腹皮10g，煨姜3g，保和丸（布包）12g，赤芍10g，焦麦芽10g，另用：沉香末0.5g，白蔻仁末1g，二味共研细末，装胶管，分两次药送下。

本方用于暑热湿滞，互阻中焦，且上焦卫分证尚在。用佩兰、藿香芳香以化暑湿；厚朴、半夏曲、川连以辛开苦降，和胃止呕；用佛手、煨姜温胃定吐；大腹皮、保和丸、焦麦芽，以化积滞为主；用赤芍是凉血化瘀以防成痢；用沉香末是降逆引药下达；白蔻仁以化湿开郁。全方主要是以祛暑热、化湿邪、和血化滞，以防成痢。因为暑湿积滞不解，必然下迫成痢。喻嘉言之逆流挽舟法，就是取其治痢之本，先祛湿热兼以化滞，滞解卫疏表和，痢自愈矣。

4. 轻扬宣解法

主治暑湿蕴热在卫分。暑湿蕴热，互阻肺胃，病在上中二焦，症见身热不扬，头晕昏沉，咳嗽痰多，胸脘痞闷，一身酸软乏力，舌白苔腻而润质红，两脉弦滑略数，右脉明显濡滑，按之略数。热在上焦肺胃，湿邪阻于中宫，故当轻扬宣解化湿。

［处方］香豆豉 12g，炒山栀 6g，嫩前胡 3g，象贝母 10g，杏仁泥 10g，枇杷叶（布包）12g，保和丸（布包）15g，鲜芦根 30g。

本方主要用于暑热湿邪外迫，从卫分而至肺胃，暑湿初感在上中二焦。以豆豉、山栀、前胡、象贝以宣扬疏化，宣而不重，清而不凉，将暑湿热邪以轻扬疏化；杏仁、枇杷叶是宣肺之品，肺主一身之气，气机开畅则三焦利，湿邪自解；方中保和丸是化滞而不苦泄，消导而不重，防其过泄伤正，以湿邪无下法为旨；鲜芦根既能宣，又清热，入气分又疏表。上药有宣扬轻化以解暑湿热郁，又能将积滞消导下去。

5. 宣肃疏化法

治上中两焦为主。暑湿热郁，阻于上焦，发为咳嗽痰多，胸中满闷，大便不通，小溲赤少，舌苔黄垢而厚，脉象濡滑，两关尺滑而有力，此暑湿热郁，阻于肺胃，用本法以宣郁肃降，疏解卫分。

［处方］前胡 3g，象贝母 12g，杏仁泥 10g，香豆豉 12g，山栀 6g，炙杷叶（布包）12g，黄芩 10g，保和丸（布包）15g，焦麦芽 10g，枳壳 3g。

此方治暑湿热郁，蕴阻肺胃，但以治咳嗽痰多为主。因湿郁致胸中满闷，大便不爽，又有舌黄垢厚之食滞不化，故方中除宣扬肃化之外，仍当消导食滞。湿郁致消化欠佳，故不可以猛攻，也不可以苦寒攻下。若用攻消过重，常导致坏证。

6. 轻宣清化法

主治病在上中焦，以热为主。本法是治暑热偏多，湿邪略少的暑湿疾患。因为热盛，故身热较重，咳嗽汗出，口干且渴，意欲凉饮，舌红苔黄，脉象滑数，右侧有力，是以热为主。从胸闷脘胀，脉带濡象，又是湿邪的明证。治疗时必须清解暑热，同时还要照顾湿邪，不可以过偏其一，以免顾此失彼。

［处方］薄荷细枝（后下）2g，佩兰叶（后下）10g，连翘 12g，炙杷叶（布包）12g，白蒺藜 12g，前胡 3g，杏仁 10g，川贝母（研）5g，鲜西瓜翠衣 30g，鲜荷叶一角，益元散（包），竹叶 6g，黄芩 6g。

本方清解暑热，轻宣化浊（即是化湿）。因为本病是以热为主，必须用清法，因为有湿邪，又不可以用苦味或寒凉之品，防其湿遏。以薄荷细枝辛凉清疏，既清其热，又疏表邪，所谓细枝者，取其轻、用其灵，量必须少；佩兰叶是芳香宣解之品，与藿香不同，佩兰气芳香，能化湿浊，因其性凉又有清热之能，而藿香性温，故本法不用，凡湿邪重时，一定要用藿香或加些苏叶；咳嗽属暑湿热郁于肺，故用杷叶、前胡、杏仁以宣肺肃降；因本法是以治热，故用连翘、川贝、黄芩、竹叶以清气热；因暑湿蕴热较重，所以用鲜荷叶、鲜西瓜翠衣、益元散；方中之白蒺藜因暑湿蕴热上蒸，必有头晕不清故用之。

7. 辛开苦降法

湿热蕴郁中焦，脾胃升降失灵，故症见漾吐呕恶，中脘闷满。治以辛开其郁，以苦降其热而定其呕。三焦通，湿浊降，少佐淡渗分消之。

［处方］白蒺藜 10g，佩兰叶（后下）12g，白芷（后下）3g，半夏 10g，黄芩 10g，黄连（研冲）3g，炒薏米 12g，白蔻仁（后下）12g，赤苓 10g，滑石（布包）10g。

因湿热蕴郁中州，湿邪阻遏气机，三焦不利，上则头晕且胀，胸闷而周身酸楚，湿困中阳，清不得升，浊不得降，故胸闷乏力周身酸楚，漾漾泛恶。舌白且厚，苔滑腻而液多，说明本阶段中焦阳气受湿邪阻遏，升降不灵。中焦堵闷异常，大便不爽，或通而不畅，或初硬而后溏薄。方中佩兰、白芷、白蒺藜三味同用，有芳香、辛香、化湿通阳的作用，可清上焦之湿浊而止头痛；半夏之辛开以降逆，黄芩、黄连用其苦味以降逆折热，湿得半夏之辛以开，热有芩连之苦，以泄之，故能定呕开郁以解满闷；薏米、白蔻以化湿邪；赤苓、滑石以利尿滑窍而通小便。故治疗湿热病热郁于中，湿阻不开者，用本法为宜。

8. 宣化通腑法

暑挟湿滞，互阻不化，恶心呕吐，腹胀矢气，大便不畅，小溲艰涩，是湿热积滞阻于中下二焦。暑、湿、热、郁与积滞互阻不化，有形之滞与无形之湿热互相阻碍，气机不行，故矢气、腹胀、便难溲艰。治疗当以宣阳化湿为主，并用轻剂通腑以消滞，不可过量，过则反不愈矣。舌白苔腻根部垢厚与脉濡滑，关尺有力为其诊断、用药的主要依据。

［处方］鲜佩兰（后下）12g，鲜藿香（后下）6g，香豆豉 10g，山栀 6g，新会皮 6g，佛手片 10g，槟榔 10g，杏仁 10g，前胡 6g，通草 3g，煨姜 2g，另用：酒军 0.5g、太乙玉枢丹 1g，二味同研极细末，装胶囊，分两次用。此胶囊用佛手 10g、煨姜 3g，另煎 30 分钟，俟凉送下胶囊（此为定吐法）。过 20 分钟后再服汤药。因为病人恶心呕吐，故将药煎成，俟凉徐徐饮之，不可过多，每隔 20 分钟再服一次，可分 4~5 次服完。要忌糖，其甜能助呕恶也。

因暑湿蕴郁而发热呕恶，故方中用藿佩芳香解暑祛湿；豆豉、山栀以宣化疏解，既能宣阳化湿又能宣郁泄热；前胡、杏仁宣阳疏卫以开肺气而利三焦；新会皮、佛手、煨姜以化水饮而和胃定呕；槟榔以化积滞；通草以通阳利小便；方中酒军用 0.5g 是以其猛攻之药而轻用，既能导滞，又能清热，因其量少，无伤正之嫌；太乙玉枢丹以其攻水饮而定其吐也。

9. 泄化余邪，轻通胃肠法

治湿热蕴郁中下二焦，是治湿温后期，身热渐退，或已退而未净，症状轻减，余热未除，大便不通，腑气不畅，舌苔黄厚腻垢而口味甚臭，脉象濡滑右侧关尺有力，或腹中不舒，或按之有粪块，属湿热积滞尚未退净，腑气不通。治疗须通腑导滞，故用泄化余邪以轻通胃肠。

［处方］白蒺藜 10g，丹皮 6g，香青蒿 1.5g，枳实 3g，炙杷叶 10g，保和丸（布包）15g，全瓜蒌 30g，知母 6g，炒薏米 12g，杏仁 10g，白蔻仁末 0.6g，生大黄末 1g，二味同研细末，装胶囊分两次汤药送下。

湿温病在后期阶段，湿滞未清，余热未除，身热退而未净，舌仍黄腻垢厚，关尺两部脉象滑而有力。方中用丹皮、青蒿以凉营和阴而退余热；知母之苦寒泄热；杏仁以开肺气而利三焦；炙杷叶、保和丸、全瓜蒌、枳实合用，上以宣肺气，中以消导化滞，瓜蒌润燥通便以利胸中之气；炒薏米、白蔻仁仍属化湿郁，利三焦；因为余热不清，滞热不除，阳明腑气不畅，热势难以退净，所以慎用小量大黄轻微攻泄。

10. 泄化余热，甘润和中

湿温初愈，病在中下二焦，邪热退而未净，湿滞化而未清，中阳未复，阴分亦虚，脾胃运化欠佳。症见胃纳不香，周身乏力，舌胖而淡，脉濡滑缓弱，按之力弱。湿温消耗正气，中阳大虚，温邪伤阴，阴不足，阳也虚，故脉见濡滑缓弱，沉取无力。此时用泄化余邪法，用甘润和中以善其后。病已向愈，此时饮食寒暖切当注意，防其正不足邪易再至。

［处方］川石斛 12g，丹皮 6g，香青蒿 2g，甜杏仁 10g，范志曲 12g，鸡内金 10g，冬瓜子 10g，茯苓皮 10g，生熟谷麦芽各 10g。

湿温三周左右，正气大伤，故在热退正复之时，可根据脉象、舌苔、症状，以观察气血阴阳之不足，但不可一味用补法，仍当细查有无邪恋。方中用川石斛、丹皮、香青蒿以顾阴分；甜杏仁、冬瓜子、茯苓皮兼以顾阳；范志曲、鸡内金、生熟谷麦芽以助中阳消导，兼祛邪热。慎饮食、避寒热，半月之后，可向痊愈。

（三）湿温病的白痦与汗出

1. 白痦

是湿温病发病的特征。发热病 1~2 周左右，胸腹部皮肤出现小白点，似痱近疹。吴鞠通称之为白疹，即白痦。是湿热邪气，蕴郁卫分，湿邪外达，正气胜邪所致。湿温病（包括湿热病）正邪交争，湿阻中焦肌肤，热盛迫邪外出，发为白痦，似晶且亮，有浆汁且实，一周后即成枯痦，干凹不实，内无浆汁。若身体差，气血不足之人，多发为枯痦，治疗中须小心。

2. 汗出

湿温病一开始即有，初则头面、头颈，再则连及胸部至腹部、两腿，最后两足及脚趾中全能汗出。这是湿热交阻，遍于周身，连及脏腑。热盛则湿邪外蒸，从汗液排泄，故曰头面汗出如油，擦之不净，洗之又出。由于湿热渐化，气机渐开，周身经络渐通，故从头至项、颈、胸、腹，逐渐发展至足趾间。笔者观察临床五十年体会到，一般说，汗出至足为湿温将解，如能至足趾间，可谓即愈矣。

（四）湿温的四忌与三复

1. 忌大汗

①湿温病不是风寒外袭，不是外感中太阳经病，故不可用解表法以求其汗。②湿为阴邪，性质重浊黏腻，难以速除，故最忌大汗，既伤气又伤液，于病有害。③湿温是湿热蕴郁，湿困热伏，湿热交阻，如油入面，难解难分，误汗则湿不去，热必蒙蔽清窍，反而热增，邪陷心包，导致昏迷，病势增重。

2. 忌大下

①湿热阻滞肠胃，大便难解气坠，非腑实燥结可比，此为气机不畅，腑气不行，故大便难下，非燥屎内结，故不可下。②误下损伤脾阳，湿本属寒邪，遏脾阳之运化，今再误下，脾气无力上升，故洞泄不已。

3. 忌滋补

①湿本属阴邪，湿温虽有内伏之热，然必以湿为主，此时再用生地、麦冬、阿胶、龟版等甘寒滋液，湿邪则不得解。②湿温日久，下元不足，腰痛乏力，如用熟地、金狗脊、桑寄生、补骨脂等填补下元之品，也是不当，故当禁忌。

4. 忌温养之药

①此指湿温病病期较长，欲用甘温益气以助其阳，而补其气者。湿温也是温邪，温邪是热，虽外有湿阻而内有伏热，故不可用甘温益气之品。②老年人患湿温初愈之后，亦不可用补命火壮元阳之药，防其死灰复燃矣。

湿温初愈后，临床上常有食复、劳复、感冒复三类：

1. 食复

湿温病痊愈之后，由于发热日久，消耗体力甚多，可能病体消瘦，面色不华，疲倦无力，甚则食欲差，脉细弱无力，此时若过食则难以消化，食积不化，脾胃难以消磨，蕴而发热，病人初愈阴分大衰，发热立作矣。

2. 劳复

湿温病后正气大虚，脾胃受湿所困，饮食不甘，此时不可过劳，当慎起居，少进食，微活动，注意调养。若病后正气未复，过劳正伤，阴分消耗，身热复作，此为劳复。

3. 感冒复

患湿温病一般日期约 20 天左右，正气耗，脾胃伤，一时难能恢复正常。如在将愈或初愈之时，因气候变化，体弱难以适应，最易着凉，此属反复。用药当以轻灵为主，防其伤阳。

五、温毒

温毒之名在古典医籍中早有记载，如朱肱的《类证活人书》、孙思邈的《千金要方》、王焘的《外台秘要》等皆载其名。晋代王叔和认为温毒是冬感寒毒，藏于肌肤，至春夏更遇温热而成。其后不少医家均有论述，但将其作为独立的病名，且能系统论述始于清代。温病学家吴鞠通在《温病条辨》中将其列为九种温病之一，从病因、病机、辨证施治等方面进行了深刻地论述。他认为温毒是"诸温挟毒，秽浊太甚"所致，治疗咽喉肿痛、耳前后肿、腮肿等病，注意宣透邪败毒，并制定了一系列有效方剂，为温毒的诊治奠定了一定的基础。

温毒病包括很多，如常见的有大头瘟（颜面丹毒）、烂喉病痧（猩红热）、痄腮（流行性腮腺炎）等。其共同特点为发病急，传变快，局部红、热、肿、痛或溃烂，大多有较强的传染性，甚至造成较大的流行。根据毒邪对人体损害的部位和程度不同，可分为卫气营血的不同阶段，本病好发头面、颈、咽喉部，亦有表现全身性肌肤痧痧（痧：肌肤潮红；痧：指的是肌肤上密布细小如针尖状的小痧点）。

临床常见病的治疗：

1. 痄腮（流行性腮腺炎）

痄腮是温毒邪气蕴于少阳而引起的，发于两侧腮腺，延及耳前后，以耳下腮腺肿痛起核为特点。一般可分为三个阶段：

（1）火郁初发阶段：身热恶寒，周身不适，头痛，咽红，两耳后腮腺肿痛，按之有核痛甚，初起无明显红肿，舌苔薄白，质略红，脉象多以浮滑数为主，此时属卫分温病，火邪郁结不化阶段，当以宣郁疏化。不可早用凉遏之品，否则热郁不宣，邪无出路，郁久化热加速而致化脓，病势加重，或可溃破。

〔处方〕薄荷（后下）1g，炒牛蒡子6g，僵蚕10g，大青叶10g，前胡6g，荆芥穗3g，淡豆豉10g，芦根10g。

加减法：①若舌红口干，心烦，咽峡红肿，大便干，脉象以数为主时，方中加蒲公英10g，连翘10g，银花10g，野菊花10g。②若舌黄厚，大便秘结，心烦躁扰，脉滑数两关盛时，方中加大黄粉（后下）2g，黄芩10g。同时需用热敷法。每次热敷时间必须一小时左右（湿巾外敷，上加热水袋，须周身小汗出，热敷后需休息一小时。宜在晚上临睡前使用）。

（2）热邪炽盛：两腮肿起，红肿热痛明显，身热，恶热，心烦，少寐，口渴引饮，舌红苔黄且干，根部略厚甚则舌面干裂。此热毒蕴郁卫分已解，而里热之势转重，用普济消毒饮加减。

〔处方〕柴胡3g，前胡6g，淡豆豉10g，山栀6g，马勃2g，元参25g，连翘10g，板蓝根15g，片姜黄6g，茅根20g。

〔外用〕如意金黄散10g，醋调湿敷。

加减法：若腮腺肿痛减少，身热少退，脉象滑数之势渐缓，舌红干裂，唇焦口渴，改用甘寒清滋之法。

〔处方〕生地黄18g，银花10g，知母10g，元参20g，连翘10g，赤芍10g，川贝母粉（冲）3g，花粉12g。

加减法：①若舌苔老黄垢厚，大便秘结，4~5日未行，方中加全瓜蒌30g，枳壳6g。②若大便仍不解时，方中加大黄粉（冲）1g，元明粉（冲）0.6g。③若连服2~3剂，热退肿消，二便如常，可用活血通络方法。

〔处方〕赤芍10g，当归尾6g，丹参10g，生地黄10g，沙参10g，花粉10g，焦三仙各10g，连服2~3剂。

（3）恢复阶段：腮腺炎已向愈，热退，红肿渐消，或余热未清，脉仍有数意，此时可用调和气血，滋阴折热方法。

〔处方〕赤芍10g，当归10g，花粉6g，丹皮10g，元参10g，僵蚕10g，片姜黄10g，焦山楂10g。

加减法：①若病势渐减，舌苔黄厚，大便不通，或大便干结，心烦，腹胀，两手脉象关部滑而有力者，此热势虽减，腑气不畅，深恐滞热作祟，炎症又起。

方中加焦三仙各 10g，大黄粉（冲）2g。②若身热退，耳下肿势已消，仍有核作痛，仍须活血破结兼以导滞。方中加川贝母 6g，旋覆花（布包）10g，马勃 3g，金果榄 10g，乳香 1.5g。③若病人腮腺肿痛皆愈，舌红口干，脉仍数滑者，此热郁已减，余热退而未净，可在原方基础上，加野菊花 10g，白头翁 10g，生牡蛎 20g，以善其后。

本病当注意事项：

（1）必须卧床休息，防其毒热下迫，而转睾丸炎或下焦湿热病。

（2）一定要严格地辨证，按各阶段的治疗方法进行用药及护理。

（3）过劳或过早活动，可能促使腮腺炎转成睾丸炎。

（4）本病属于温毒一类，以热邪盛为主。在病未愈前，一定要禁食荤、腥、油腻、发物等。

（5）腮腺炎在初期或中期阶段，理当用热水袋外敷，每次必须 30~60 分钟，以周身小汗出为度，能协助疏卫和营作用。

（6）在治疗过程中，早期用药以宣透为主。最忌寒凉，防其寒凝，气血不通，肿块不消，热毒蕴郁难解，反成坏证，或致溃破。

2. 大头瘟（颜面丹毒）

大头瘟由温毒邪热所引起，以猝发头面红肿为特点。因为本病头面红肿急剧，所以又称为"大头风"。在《千金要方》《外台秘要》中均称为丹毒。本病形成往往有两个方面：一为感受外界温热毒邪，二为伏邪郁火从内而发，如冬季居室过暖，高粱厚味过度，积滞蕴热，为温毒邪气诱发而成。

大头瘟特征，发热，头面红肿迅速，多发于成年人（腮腺炎多见于儿童时期）。一般可分为三个阶段：

温毒蕴热发于卫分，有头痛，恶寒，发热等症状。

温毒蕴热发于气分，以高热，口渴，汗出，心烦，脉象洪数为主。

温毒与湿邪互阻，症状见身热，乏力，舌白滑润质红，脉象濡滑力弱，皮肤既痒且逐渐滋流黄水。

（1）温毒蕴热发于卫分：症见头面急剧红肿，头痛，恶寒，身热，烦躁，不得安睡，下午热势更甚，舌红苔白浮黄，脉象滑数略浮。治疗当以清疏方法，不可早用凉遏之药。

［处方］薄荷（后下）1g，前胡 6g，蝉衣 6g，僵蚕 10g，片姜黄 6g，连翘 10g，板蓝根 10g，芦根 10g。

加减法：①若舌红口干，脉象滑数有力，身热较重，可加银花 10g，大青叶 10g，桑叶 10g。②若脉象洪数，口干渴饮，头面有汗，当于方中酌加生石膏（先煎）10g。③若皮肤光亮，头面红肿，是为湿热互结之象，当加清疏之品，如荆穗炭 6g，白芷 3g，黄芩 10g。④若舌红且干，浮黄糙老，可于方中加紫草 10g，地丁草 10g，赤芍 10g，花粉 10g，蚤休 10g。

［另用］赛金化毒散（化毒散）6g，醋水调外敷。

（2）温毒蕴热发于气分：颜面头部红肿，发热，口苦，心烦急躁，甚则思凉饮，大便干结，六脉洪滑且数，舌红苔黄糙老。可用加减普济消毒饮，外敷如意金黄散。

［处方］薄荷（后下）1g，蝉衣 6g，僵蚕 10g，马勃 1g，玄参 25g，炒牛蒡子 6g，黄连 3g，竹叶 3g，黄芩 10g，连翘 10g，银花 10g。

［另用］如意金黄散 10g，醋水调外敷，频换。

加减法：①若头面红肿光亮，奇痒难忍者，或头面滋流黄水，全属湿邪较重，方中当加风药，以祛湿止痒。原方加荆穗 6g，桑叶 10g，野菊花 10g，蚤休 10g。②若面部红肿较重时，加入凉血之品，以凉血活血祛风为主。即治风先治血，血行风自灭之意。药用：荆穗炭 10g，防风 3g，黄连 3g，川黄柏 10g，蝉衣 6g，蚤休 10g，白鲜皮 10g，丹皮 10g，地肤子 10g，花槟榔 10g。

（3）温毒与湿邪互阻不化：温毒与湿邪互阻，发热头面红肿，来势甚猛，一夜即发，皮肤既痒且滋流黄水，头面皮肤光亮发红，舌苔白滑润质红。治疗必须用散风祛湿泄热方法。特别注意，不可过服寒凉，更不可早用泄剂。

［处方］苍术 6g，黄柏 6g，杏仁 10g，荆穗 6g，防风 6g，赤芍 10g，白鲜皮 10g，蚤休 10g，川连粉（冲）3g。

［外敷］二妙散（苍术、黄柏各 10g）醋水调敷，频换。或用三黄二香散（黄连、黄芩、黄柏、没药、乳香）醋水调敷，频换。

［注意］忌服荤、腥、鱼等，以防增重。

3. 烂喉痧（猩红热）

烂喉痧是冬春感受温热邪毒所致，以身热，咽喉糜烂，全身肌肤发痧疹，杨梅舌，口周围苍白，甚则发青为特征。因其具有传染性，故又称为"疫喉痧"。痧疹指潮红的肌肤上密布细小针头状的疹点，斑点状连接成片。痧疹消退后，通身皮肤脱屑。发病年龄多为 2~8 岁的小儿。愈后有少数人并发肾炎、风湿病等。

本病开始即为气热过盛，逼营发疹。由于阳明热郁较重，故口颊发青，甚则青紫。本病须与白喉、麻疹、急性扁桃体炎等相鉴别。白喉无皮疹，喉部有白色伪膜。麻疹虽有皮疹，疹形为点状，高出皮肤，有明显咳嗽。急性扁桃体炎，有咽红肿痛、化脓，但肌肤无痧疹。

（1）温热毒邪，侵袭肺卫：温热毒邪，侵袭肺卫，开始为正邪交争，发热，微恶寒，咽喉肿痛，头痛，心烦，口干渴饮，小溲赤少，肌肤隐见痧疹。舌红起刺，脉象滑数。治当清疏宣肺为主，用银翘散加减。

［处方］竹叶 3g，炒牛蒡 6g，淡豆豉 10g，山栀 6g，连翘 10g，银花 10g，前胡 6g，杏仁 10g，僵蚕 10g，茅根 10g，芦根 10g。

加减法：①本病属热郁于内，形成温毒蕴热，虽在肺卫，亦不可用辛宣疏解之品。②因属毒火热郁于内，来势又猛，俗谓温疹（又称痧疹），一触即发，发则难制，故曰切不可宣，更不可表。③若发则面红耳赤，口干渴饮，舌红起刺状如杨梅舌，当酌情加生石膏（先煎）15g。④若大便 2~3 天未通，可加川大黄粉 1g 冲入药内。⑤发病之初，面颊青暗，全是热郁之象，方中可加蝉衣 3g，片姜黄 6g。⑥本病属温毒热郁，开始即当忌荤，腥及一切发物，防其助热增惊。

（2）毒邪壅于气分：见壮热，口渴，心烦，口干，舌红起刺苔黄质绛，脉象红滑且数，咽红肿糜烂，阵阵有汗，周身肌肤痧疹显露，溲黄便干。用清气以解毒，方如凉膈散加减。

［处方］生石膏（先煎）15g，黄芩 10g，山栀 6g，大青叶 15g，蝉衣 6g，僵蚕 10g，片姜黄 6g，竹叶 6g，银花 10g，连翘 10g，紫草 10g，茅根 10g，芦根 10g，煎 200 毫升左右，每四小时服 50 毫升，日夜服（6 次）。

加减法：①若舌红且干糙老者，加生地黄 10g，知母 10g，花粉 10g。②若舌黄根厚者，加焦三仙各 10g，枳壳 10g，鸡内金 10g。③若大便秘结者，可加生大黄粉（冲）0.5~1g，元明粉（冲）0.~1g。④若烦渴口干思凉饮时，不可给冷饮及甜食物。可适当给生藕或藕汤饮之，或鸭梨服之。

（3）气营两燔，火毒炽盛：高热烦渴引饮，呼吸气粗，声音嘶哑，舌绛干起芒刺，状如杨梅，脉细小数，咽红肿白腐，肌肤痧疹满布。此属温毒气营两燔，阴液大伤，络脉瘀阻。用清气凉营、甘寒育阴方法。

［处方］细生地 15g，丹皮 10g，赤芍 10g，元参 20g，石斛 15g，麦冬 10g，沙参 10g，生石膏（先煎）20g，连翘 10g，竹叶 3g，竹茹 3g，犀角粉（分冲）1g 或用水牛角 10g 代用。

加减法：①先考虑用"入营犹可透热转气法"，根据诊治经过，有无失误之处，而定其透热转气之法治之。②在高热神志不清时，方中可用安宫牛黄丸

（或散）（冲、化服）1g。③若因高热而四肢抽搐时，方中加钩藤（后下）10g，羚羊角粉（冲）1g。④若舌黄糙老且干，根部厚，腹中胀满而按之坚硬，且矢气恶臭时，两手关脉滑数有力。为热与糟粕结成腑实证。可于方中加生大黄粉（冲）1g，元明粉（冲）1g。

（4）疹退而余毒未清：患烂喉痧痧症，高热已久，阴分大伤，余毒未净，尚有低热，手足心烦热不减，咽干舌红，糙老有刺，两脉细数。周身病痧虽退，皮肤脱屑未净，仍当养阴生津，肃清余热方法。此时病势渐轻，正气大伤，阴分不足，要注意饮食寒暖，防其死灰复燃，或因循日久，转成慢性病。

［处方］北沙参10g，青蒿4g，天门冬10g，麦门冬10g，生地黄15g，白芍15g，元参15g，花粉10g，远志10g。

［外用］①锡类散3g，频频吹喉部。②清洁口腔漱口药水：生石膏40g，先煎半小时，再加薄荷3g，见沸即成，俟温漱口用，以保持口腔清洁。